2021 개정판

KB152111

생명을 살리는
심폐소생술

cardiopulmonary resuscitation

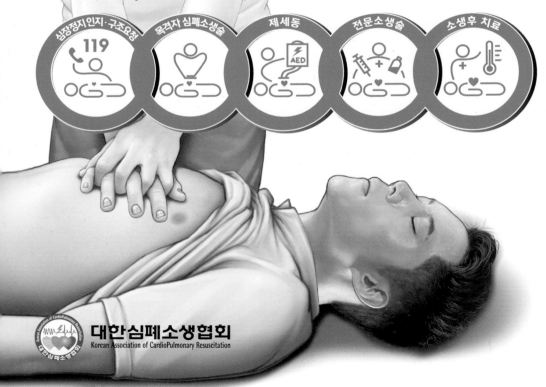

상황정지인지·구조요청 119

목격자 심폐소생술

제세동 AED

전문소생술

소생후 치료

대한심폐소생협회
Korean Association of CardioPulmonary Resuscitation

생명을 살리는 심폐소생술

첫째판 1쇄 인쇄 | 2010년 6월 10일
첫째판 1쇄 발행 | 2010년 6월 15일
넷째판 1쇄 인쇄 | 2021년 12월 08일
넷째판 1쇄 발행 | 2021년 12월 17일

지 은 이   대한심폐소생협회
발 행 인   장주연
출 판 기 획   최준호
책 임 편 획   이현아
편집디자인   주은미
표지디자인   김재욱
일 러 스 트   일러스트부
발 행 처   군자출판사
        등록 제 4-139호(1991. 6. 24)
        본사 (10881) **파주출판단지** 경기도 파주시 회동길 338(서패동 474-1)
        전화 (031) 943-1888   팩스 (031) 955-9545
        홈페이지 | www.koonja.co.kr

ISBN 979-11-5955-800-9

정가 10,000원

cardiopulmonary resuscitation

집필진(넷째판)

대표저자 | **대한심폐소생협회**

집필진 | **조규종** 대한심폐소생협회 BLS 위원장/한림의대 강동성심병원 응급의학과

이창희 대한심폐소생협회 BLS 일반인 분과장/남서울대학교 응급구조학과

김미연 대한심폐소생협회 BLS 일반인 분과 위원/원광대학교병원 응급의료센터

김수연 대한심폐소생협회 BLS 일반인 분과 위원/강동대학교 의무부사관과

김수일 대한심폐소생협회 BLS 일반인 분과 위원/선린대학교 응급구조과

김진철 대한심폐소생협회 BLS 일반인 분과 위원/을지대학교 대전병원 응급의료센터

우선희 대한심폐소생협회 BLS 일반인 분과 위원/가톨릭의대 인천성모병원 응급의학과

이태헌 대한심폐소생협회 BLS 일반인 분과 위원/한림대학교 춘천성심병원 응급의학과

지현경 대한심폐소생협회 BLS 일반인 분과 위원/백석대학교 응급구조학과

최성수 대한심폐소생협회 BLS 일반인 분과 위원/호원대학교 응급구조학과

집필진(첫째판)

대표저자 | **대한심폐소생협회**

집필진 | **송근정**　대한심폐소생협회 BLS 위원장/성균관의대 삼성서울병원 응급의학과

이창희　대한심폐소생협회 BLS 의료인 분과장/남서울대학교 응급구조학과

조규종　대한심폐소생협회 BLS 학술 분과장/한림의대 강동성심병원 응급의학과

김동원　대한심폐소생협회 BLS 위원/한림의대 춘천성심병원 응급의학과

김수연　대한심폐소생협회 BLS 위원/강동대학교 간호학과

김재범　대한심폐소생협회 BLS 위원/계명의대 동산병원 흉부외과

김진우　대한심폐소생협회 BLS 위원/대전보건대학교 응급구조학과

김현정　대한심폐소생협회 BLS 위원/대원대학교 간호학과

박상욱　대한심폐소생협회 BLS 위원/전남대학교병원 권역응급의료센터

박선영　대한심폐소생협회 BLS 위원/백석대학교 간호학과

박창제　대한심폐소생협회 BLS 위원/서울특별시 보라매병원 응급의료센터

장용수　대한심폐소생협회 BLS 위원/한림의대 강남성심병원 응급의학과

조영석　대한심폐소생협회 BLS 위원/한림의대 강동성심병원 응급의학과

인사말

대한심폐소생협회는 우리나라에서 발생하는 심장정지 환자들의 생존율을 높이기 위한 목적으로 2005년부터 의료인 대상 교육, 2009년도부터는 일반인을 위한 심폐소생술 교육을 하고 있습니다. 대한심폐소생협회는 일반인이 고품질의 심폐소생술을 잘 배울 수 있도록 심폐소생술 지침에 맞는 교육 동영상을 개발하였고, 2020년에는 약 47,000여명의 일반인이 전국의 220여개 BLS Training Site와 32개의 일반인 심폐소생술 교육기관에서 교육을 받았습니다.

우리나라 병원밖 심장정지환자의 발생은 인구 10만명 당 38.9명으로 보고되고 있으며, 한 해 심장정지로 인한 사망자는 29,000여명에 이르고 있습니다. 심장정지 환자가 발생했을 때 목격 또는 발견한 일반인에 의한 심폐소생술 시행 여부가 생존율에 큰 영향을 미치기 때문에 일반인을 대상으로 한 심폐소생술 교육은 매우 중요합니다. 하지만 현재 일반인에 의한 심폐소생술 시행률은 매우 낮으며 이로 인해 우리나라 심장정지 환자의 생존율도 저조한 실정입니다. 그러므로 일반인의 심폐소생술 시행률을 높이기 위해서는 이론 중심이 아닌 직접 실습을 하는 교육을 통해 실제 상황이 발생했을 때 머뭇거리지 않고 심폐소생술을 할 수 있도록 교육해야 합니다.

이에 대한심폐소생협회는 일반인들이 심폐소생술 교육용 동영상과 함께 쉽게 배우고 이해할 수 있도록 2010년 첫 번째 교재를 개발한 후, 2016년 개정판에 이어 2020년 새로운 지침에 맞춰 교재를 개정 발간하게 되었습니다. 또한, 일반인을 위한 2020년 한국 심폐소생술 지침도 발표하여 이 교재와 함께 이용함으로써 교육을 진행하는 강사들도 원활한 교육과정이 이루어지도록 하였습니다. 교재 개발을 위해 참여해 주신 BLS 위원들께 깊은 감사를 드립니다.

대한심폐소생협회 BLS 일반인 분과장 **이 창 희**

목차

서론

실제증례

아침에 저는 아버지와 함께 오랜만에 배드민턴을 치고 있었습니다. 그런데 아버지께서 갑자기 식은땀을 흘리시며 숨을 못 쉬겠다고 하시더니, 왼쪽 가슴을 움켜쥐고 쓰러지셨습니다. 깜짝 놀란 저는 아버지께 괜찮으신지 여쭤봤지만 대답이 없어서 즉시 119에 신고를 하였고, 다행히 119 구급대는 5분만에 도착했습니다. 아버지를 병원으로 이송하는 동안 구급대원들은 반복해서 아버지의 가슴을 강하게 누르고 인공호흡을 하였습니다. 병원에 도착하자마자 의사 선생님들은 아버지에게 심장충격을 했고 비로소 멈추었던 아버지의 심장이 다시 뛰기 시작했습니다. 한참이 지난 뒤에서야 아버지는 정신을 차리기 시작하셨습니다.

2021년 2월 13일 심장정지 생존환자의 아들 이야기

① 심장정지(심장마비)의 정의와 여러 가지 증상

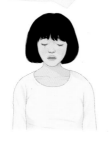

저희 아버지는
왜 쓰러지신 건가요?

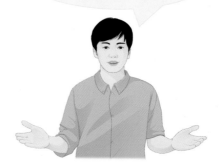

귀하의 아버지는
갑자기 심장이 멈추는 심장정지로
쓰러지신 겁니다.

사람의 몸을 구성하는 조직세포들은 생존을 위해 끊임없이 산소와 영양분을 공급받아야 한다. 산소와 영양분은 피(혈액)에 섞여서 우리 몸 구석구석까지 운반되며, 심장은 이러한 피를 우리 몸의 머리끝부터 발끝까지 보내주는 펌프 역할을 담당한다. 어떤 원인에 의해 심장의 기능에 이상이 생겨 심장박동이 멈추게 되는 것을 '심장정지' 또는 '심장마비'라고 하는데, 심장정지가 발생한 경우 신체조직의 세포들로 가는 산소 및 영양분의 공급이 중단되어 사망에 이르게 된다. 그러나 조직의 세포들이 죽기 전, 수 분 안에 신속한 응급처치를 시행하여 멈춘 심장을 다시 뛰게 만든다면 심장정지 환자를 다시 살릴 수 있다.

💓 심장정지의 여러 가지 증상

- 자극에 반응이 없고 호흡과 신체 움직임이 전혀 없는 사람
- 자극에 반응이 없으면서 비정상적인 호흡운동(심장정지 호흡: agonal gasps)만 있는 사람
- 자극에 반응이 없고 짧은 시간(길어도 10초 정도) 동안 지속되는 경련이 있는 사람

② 119 신고 방법

- 쓰러진 사람이 반응이 없으면 심장정지 상태라고 판단하고 즉시 119에 신고하면서 자동심장충격기를 요청한다.
- 구조자가 혼자이면서 휴대전화를 가지고 있는 경우, 구조자는 휴대 전화의 한뼘통화(스피커통화)를 켜거나 핸즈프리 기능을 활성화한다.
- 119 신고 시 구급상황(상담)요원에게 알려주어야 할 내용
  - 응급상황이 발생한 위치(가능한 한 건물명, 동호수, 도로명 등을 구체적으로 설명)
  - 응급상황의 내용(심장마비, 자동차 사고 등)
  - 도움이 필요한 환자의 수와 상태
  - 환자에게 시행한 응급처치 내용(심폐소생술, 자동심장충격기 사용 등)
  - 다른 질문이 없는지 확인

- 구급상황(상담)요원의 지시에 따르며, 환자의 호흡이 정상이라면 구급대를 기다리며 관찰한다.
- 환자가 호흡이 없거나 정상이 아니라면 가슴압박소생술을 시작한다.
- 인공호흡을 교육받았고 시행할 의지가 있다면, 30:2로 가슴압박과 인공호흡을 시행한다.

3 심폐소생술의 정의

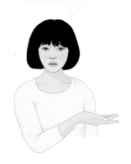

심장정지 환자들에게는 어떤 응급처치를 해주어야 하나요?

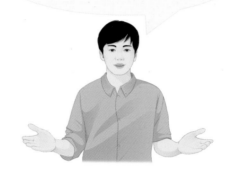

심장정지 환자를 발견하면 즉시 '심폐소생술'을 해주어야 합니다. 지속적인 '가슴압박'과 '인공호흡'의 반복, 그리고 자동심장충격기 사용, 약물 투여 등을 통틀어서 '심폐소생술'이라고 합니다.

심장정지가 발생하여 혈액순환이 멈추게 되면, 산소와 영양분을 공급받지 못한 우리 몸의 조직세포들 안에서는 변화(세포사멸의 과정)가 시작된다. 심장정지 시간이 길어지면 이 변화는 회복 불가능한 상태로 고정되어 다시 혈액순환이 시작되어도 조직세포가 되살아나지 못한다. 특히 우리 몸에서 산소와 영양분을 가장 많이 소모하는 뇌와 심장은 심장정지 후 4-6분이 지나면 가장 먼저 회복 불가능한 상태로 변하게 된다. 그러므로 심장정지 환자를 살리기 위해서는 환자를 발견한 구조자가 4-6분 이내에 신속하게 뇌와 심장으로 산소와 영양분을 공급해주는 응급처치를 시행해 주어야 하는데, 이를 '심폐소생술'이라 부른다.

일반적인 의미로는, 산소를 함유한 혈액을 전신 조직세포들로 순환시키는 펌프 기능을 대신하는 가슴압박과 환자의 폐를 통해 환자의 혈액 속에 산소를 불어넣는 인공호흡을 교대로 반복해주는 것을 말한다. 보다 넓은 의미로는, 가슴압박과 인공호흡에 더하여 환자의 심장 박동을 회복시키는 효과가 있는 심장충격과 환자의 상태를 안정시키는 목적의 소생술용 약물 투여까지를 함께 포함하여 심폐소생술이라 말하고 있다.

④ 자동심장충격기(AED: Automated External Defibrillator)의 소개

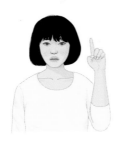

아버지가 시행받은 '심장충격'이 심장정지 환자의 소생에 매우 중요한 역할을 하는 것 같은데, 혹시 현장이나 119 구급차 안에서 좀 더 신속히 시행 받으면 효과가 더 좋은 게 아닌가요?

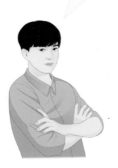

맞습니다. 그 '심장충격'치료를 '제세동'이라고도 부릅니다. '심장충격'은 가늘게 떨면서 죽어가는 심장을 다시 정상적으로 뛰도록 회복시키는 효과를 가집니다. 의사가 아닌 일반인도 쉽게 '심장충격'을 할 수 있도록 만들어진 '자동심장충격기'가 주변에 설치되어 있다면 현장에서 '심장충격'을 빨리 시행하는 것이 더 좋습니다.

성인의 급성 심장정지 환자의 대부분은 '심장이 가늘게 떨면서 죽어가는 형태의 심장정지(심실잔떨림, 심실세동)'이다. 이런 심실잔떨림을 하고 있는 심장에 1,000-2,000 볼트의 강력한 전기충격을 순간적으로 전달하여 잔떨림을 제거함으로써 정상적인 심장 박동을 회복하도록 하는 응급처치를 심장충격(제세동 또는 잔떨림 제거)이라 한다.

심장충격은 심장정지 발생 직후부터 1분이 지연되어 시행될수록 그 성공률이 7-10%씩 감소되므로 가능한 3분 이내에 시행되어야 하며, 늦어도 10분 이내에 시행되어야 한다. 병원에서 전문 의료진들은 심장이 뛰는 전기신호(심전도)를 직접 판독하여 심실잔떨림을 확인한 다음 심장충격 처치를 시행하는데, 병원밖에서 심장정지가 발생한 경우 환자를 병원까지 옮기는 데는 보통 10-20분 이상 소요되므로 병원에서의 심장충격은 환자를 소생시키기에는 너무 늦다. 그 해결책으로, 환자를 병원으로 옮길 필요 없이 현장에서 신속히 심장충격을 시행할 수 있도록 자동심장충격기가 개발되었다(그림 1). 자동심장충격기는 의학적 지식이 충분하지 않은 보통 사람들도 사용할 수 있도록 내장된 컴퓨터가 환자의 심장 전기신호를 자동으로 판독하여 심장충격이 필요한 심실잔떨림 형태의 심장정지를 구분해주며, 간단히 심장충격 버튼을 누름으로써 심장충격을 시행할 수 있도록 도와준다. 그러므로 심장정지 환자를 발견한 사람은 누구라도 자동심장충격기의 지시에 따라 쉽게 심장충격을 시행할 수 있다.

이런 자동심장충격기를 환자가 발생했을 때 즉시 사용할 수 있도록 많은 사람들이 이용하는 공항, 터미널 등과 같은 공공장소에 상시적으로 비치하는 일반인 제세동(심장충격) 프로그램(Public Access Defibrillation)이 전세계적으로 전개되고 있다. 화재를 대비하여 즉시 사용할 수 있는 소화기를 눈에 띄는 장소에 설치하는 것과 같은 개념이며, 우리나라에서도 여객 항공기 및 공항, 철도 객차 및 승강장, 학교, 관공서, 다중이용시설, 아파트와 같은 대규모 거주지 등 자동심장충격기의 설치 범위가 점차 확대되고 있다(그림 2).

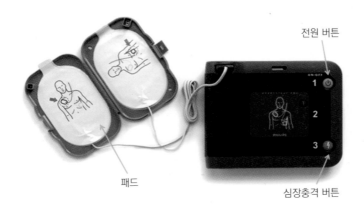

전원 버튼

패드

심장충격 버튼

그림 1. **자동심장충격기(AED)의 모양**

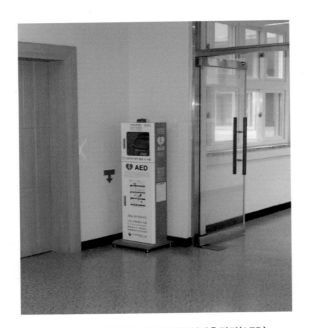

그림 2. **고등학교에 설치된 자동심장충격기(AED)**

대한심폐소생협회는 2013-2017년까지 사회공헌사업으로 '안전한 학교 만들기' 캠페인을 진행하였으며, 2017년도에는 총 7곳의 초·중·고등학교를 선정하여 교육용 심폐소생술 마네킹과 교육용 자동심장충격기, 실제 자동심장충격기를 기증하였다.

❺ 우리나라의 심장정지 현황

우리나라에서는 얼마나
많은 병원밖 심장정지 환자가
발생하나요? 또 그 중에서
얼마나 살아나는지요?

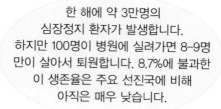

한 해에 약 3만명의
심장정지 환자가 발생합니다.
하지만 100명이 병원에 실려가면 8-9명
만이 살아서 퇴원합니다. 8.7%에 불과한
이 생존율은 주요 선진국에 비해
아직은 매우 낮습니다.

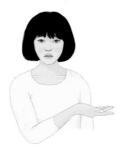

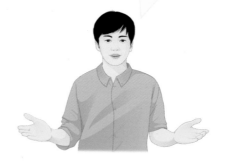

우리나라
심장정지 환자 생존율이
주요 선진국에 비해 현저히
낮은 이유가 무엇입니까?
의료수준이 낮기
때문입니까?

아닙니다. 그보다는
심장정지를 목격한 일반인이
심폐소생술을 시행하는 비율이
주요 선진국에 비해 낮기
때문입니다.

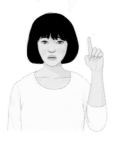

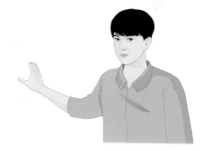

우리나라에서는 한 해에 약 30,000여 명(인구 10만 명당 38.9명)의 국민들에게 갑작스러운 심장정지가 발생하고 있다. 이러한 심장정지는 가정에서 가장 많이 발생하며, 그 다음으로 공공장소에서의 발생이 많다. 따라서, 환자가 심장정지로 쓰러지는 상황을 누군가 옆에서 목격하는 경우가 많다. 그럼에도 불구하고 이를 목격한 가족 또는 목격자가 119 구급대가 도착하기 전까지 심폐소생술을 시도하는 비율은 주요 선진국과 비교해서 낮은 실정이다. 그 동안 많은 사람들의 노력으로 '목격자 심폐소생술 시행률'이 2008년 1.9%에서 2019년 24.7%로, 심장정지 환자의 '생존율'은 2.5%에서 8.7%로 증가하였지만, 그럼에도 불구하고 이는 선진국들의 '목격자 심폐소생술 시행률' 30-60%, '생존율' 15-40%에 비해 낮은 실정이다. 아직도 100명의 병원밖 심장정지 환자들이 응급실로 실려 가면 그 중에서 단지 약 8명만이 살아서 퇴원하게 되는 것이다. 그러나, 최근 일반인에 의한 심폐소생술의 시행률이 증가 추세를 보이면서, 소생 후 혼자서 일상생활이 가능한 정도의 뇌기능의 회복률은 2008년 0.8%에서 2019년 5.4 %까지 증가하는 추세를 보이고 있다.

❻ 목격자 심폐소생술의 중요성

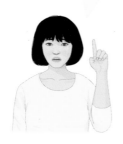

119에 신고하면 구급대가 7-8분 만에 도착한다는데, 잘 모르는 제가 심폐소생술을 시도하는 것보다는 119 구급대를 기다리는 것이 더 안전하지 않을까요?

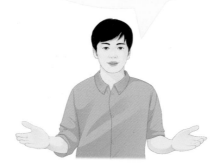

아닙니다. 환자의 뇌 손상은 4-6분부터 시작되기 때문에 119 구급대가 도착한 뒤에 심폐소생술을 시작한다면 환자가 소생되기 어려우며, 소생되더라도 식물인간 상태가 되기 쉽습니다.

우리나라에서 심장정지 목격자가 119 신고를 하기까지는 평균 5분이 걸리며, 119 구급대가 현장에 도착하기까지는 다시 약 7-8분이 더 걸리는 것으로 알려져 있다. 즉, 119 구급대원이 도착하여 심폐소생술을 시작하기까지 평균 13분이 소요되는 것이다. 일반적으로 심장정지 발생 후 심폐소생술을 하지 않은 상태로 4-6분 이상 경과되면, 뇌세포에 산소공급이 중단되면서 회복 불가능한 뇌손상이 진행하기 시작한다. 일단 회복 불가능한 뇌손상이 시작된 뒤에는 심장 박동이 회복되더라도 심장정지가 발생하기 전과 100% 동일한 정상 뇌 기능 상태로 되돌아가기는 힘든 것으로 알려져 있다. 그러므로 심장정지 환자가 쓰러지는 것을 목격한 가족 또는 목격자가 119 구급대가 도착할 때까지 심폐소생술을 시행하지 않고 발만 동동 구르며 기다린다면, 본인도 모르는 사이에 환자에게 심각한 뇌손상이 발생하도록 방치하는 결과를 초래하게 된다.

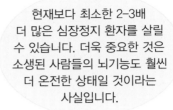

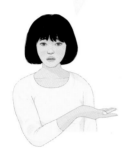
심장정지를 목격한 가족이나 목격자가 119 구급대가 도착하기 전까지 심폐소생술을 시행한다면 얼마나 큰 효과가 있을까요?

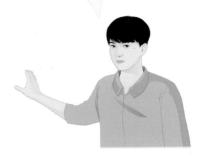
현재보다 최소한 2-3배 더 많은 심장정지 환자를 살릴 수 있습니다. 더욱 중요한 것은 소생된 사람들의 뇌기능도 훨씬 더 온전한 상태일 것이라는 사실입니다.

    주요 선진국의 경우를 보면, 심장정지 환자가 쓰러질 때 목격자가 있었던 경우에는 생존율이 39.6%인데 반하여, 목격자가 없었던 경우에는 7.3%에 불과하였다. 또한, 목격자가 있었던 경우에도 목격자가 심폐소생술을 시행한 경우에는 생존율이 43%였으나, 목격자가 심폐소생술을 시행하지 않은 경우에는 생존율이 21%에 불과하였다. 그 외 많은 연구들을 통해 목격자에 의한 심폐소생술의 중요성은 이미 그 근거가 확립되어 있으며, 심장정지 환자의 생존율을 2-3배 이상 증가시키는 것으로 알려져 있다. 다시 요약하면, 심장정지 환자를 목격한 사람이 119에 신고함과 동시에 심폐소생술을 시행한다면, 산소가 녹아 있는 혈액이 뇌와 심장으로 순환되므로 뇌손상 유발이 최소화되고, 심장의 산소 결핍 상태가 호전되어 심장박동이 회복될 수 있는 가능성이 높아진다. 결과적으로 심장정지 환자의 생존율을 증가시킬 뿐만 아니라, 회복된 후의 뇌기능 상태를 최대한 정상에 가깝게 만들 수 있다.

    미국에서 시행된 한 연구에 따르면, 심장정지 환자가 쓰러진 후 목격자는 평균 1분만에 심폐소생술을 시행하고 평균 4분 30초에 자동심장충격기를 사용하여 심장충격을 시행한 경우가 구급대를 부르고 아무 것도 안 한 경우에 비해 5배 이상 더 많은 심장정지 환자가 생존하였으며, 생존자 대부분이 독립적인 자기 생활을 할 수 있는 상태로 회복되었다.

7 목격자 심폐소생술의 낮은 시행률

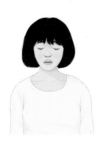

저는 심폐소생술 교육을 받았지만, 실제 상황에 직면하면 자신이 없어 시행을 하지 못할 것 같습니다.

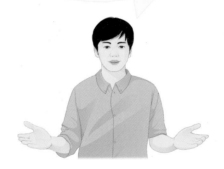

자신감을 가지십시오. 당신이 나서지 않는다면 그 환자는 100% 사망한 것입니다. 아무리 못하는 심폐소생술도 안하는 것보다는 낫습니다. 119로 신고하면 구급상황(상담)요원이 도움을 주니까 걱정마세요.

심장정지 환자를 '더 많이' 그리고 '더 온전한 상태로' 살려내기 위해서는 이를 발견한 최초 목격자가 심폐소생술을 시행하도록 만드는 것이 매우 중요하다.

그러나 최근에 발표된 우리나라 조사 결과에 따르면, 심장정지 환자를 누군가가 목격하는 비율은 46%로 보고되며, 일반인이 심폐소생술 교육을 받은 경험이 있다고 말하는 경우도 약 50% 이상을 보이고 있으나, 실제로 목격자가 심장정지 환자에게 심폐소생술을 시행한 비율은 24.7% 정도로 낮다. 심장정지 환자의 생존율이 높은 나라에서는 심장정지 목격자의 40% 이상이 심폐소생술을 시행하는 상황과 비교할 때 이는 낮은 수치이다.

그렇다면 심장정지 목격자는 왜 심폐소생술을 시행하지 못하는 것일까? 여기에는 여러 가지 이유가 있을 수 있지만, 그중 하나는 심폐소생술 시행 방법을 제대로 알고 실행에 옮기는 사람이 적다는 것이다. 심폐소생술 교육을 받았던 심장정지 목격자가 실제 심장정지 상황에 직면해서는 자신감을 잃고 당황하여 심폐소생술을 적극적으로 시행하지 못했을 수 있다. 따라서 일반인 대상 심폐소생술 교육의 질적 수준을 높이고, 심폐소생술의 중요성에 대한 홍보를 강화하고, 현재 시행되고 있는 심폐소생술 교육 과정을 실제 상황으로 가정한 '실습위주'의 교육으로 시행하는 것이 중요하다.

그러면 잘못된 교육 방식에 기인한 자신감의 부족 외에도 심폐소생술 교육을 받은 사람들이 심장정지 상황에서 심폐소생술을 선뜻 시도하지 않는 또 다른 이유는 무엇일까? 심장정지와 같이 생명을 좌우하는 결정적인 상황에서는, 어려움에 처한 사람을 도와야 한다는 적극적인 자세보다 내가 자칫 실수하여 환자에게 의도하지 않은 손해를 끼치게 되었을 때 도덕적/법률적 책임을 감당해야 한다는 두려움 또는 우려가 앞서게 된다. 또한, 일반인은 자신이 심폐소생술 교육을 받았다 하더라도(혹은, 의료인의 병원밖 상황) 실제 상황에서 반드시 나서서 심폐소생술을 시행해야 할 의무가 주어진 것은 아니라고 생각하고 소극적으로 대응하는 경우가 많다. 그러나, 심장정지 환자는 목격자가 심폐소생술을 시행하지 않는다면 소생의 기회가 줄어들 수 있다는 것을 기억해야 한다. 만약 여러분이 환자의 입장이라면, 목격자에게 무슨 도움을 기대할까?

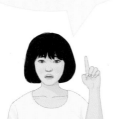

모르는 사람에게 입을 대고 인공호흡을 하다가 감염이 되면 어떻게 합니까? 이것 때문에 심폐소생술을 시행하기가 꺼려집니다.

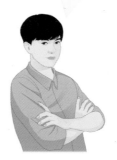

심폐소생술로 인해 질병에 전염될 가능성은 극히 낮습니다. 안심하고 시행하십시오.

심장정지 환자가 목격자의 지인일 때는 비교적 적극적으로 심폐소생술을 시도하지만, 전혀 모르는 사람일 경우에는 입을 마주대야 하는 인공호흡을 꺼려해서 심폐소생술을 주저하게 된다. 다수의 사람들은 인공호흡을 통해 에이즈(AIDS), 간염, 결핵 등에 감염될 수 있다는 불안감을 가지고 있다. 그러나 인공호흡을 통해 에이즈나 간염 등과 같은 바이러스성 감염질환이 전염된 경우는 아직까지 전 세계적으로 보고된 바가 없다.

환자의 위생 상태가 극히 불량하여 도저히 인공호흡을 실시할 수 없거나 호흡기를 통한 감염이 우려되는 상황이라면, 인공호흡을 제외한 '가슴압박소생술'만이라도 적극적으로 시행해야 한다.

8 목격자 심폐소생술에 대한 법적인 책임

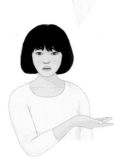

심장정지 환자를 목격한 후 배운대로 심폐소생술을 시행했는데 그 사람은 끝내 사망하고 말았습니다. 저는 살리려고 열심히 노력했는데 너무 당황스럽습니다. 혹시 저에게 법적 책임이 돌아오는 것은 아니겠지요?

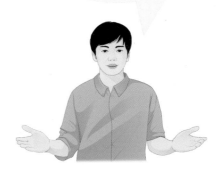

예! 걱정하실 필요가 없습니다. 우리나라에도 '구조자 보호법'이 제정되어 있기 때문에 구조자가 심장정지 환자에게 심폐소생술을 시도하다가 의도하지 않게 손해를 끼치더라도 구조자가 책임을 지는 일은 없습니다.

우리나라는 '선한 사마리안 법(구조자 보호법)'에 해당하는 '선의의 응급의료에 대한 면책' 조항이 응급의료에 관한 법률 제5조의2에 입법화되어 있다. 이 법률에 근거하여, 심장정지 환자를 목격한 이후 선의로 심폐소생술을 시행한 경우에는 이로 인해 초래되는 결과에 대해 면책특권을 가지게 된다. 즉, 심폐소생술 시행으로 인해 발생되는 재물의 손해에 대해서 면책되며 심폐소생술을 실시한 환자가 사망하거나 갈비뼈 골절 등의 상해가 발생되더라도 중대한 과실이 없는 경우에는 이에 대한 책임을 지지 않는다. 1-2개의 갈비뼈 골절은 가슴압박을 시행 받은 심장정지 환자의 80-90% 이상에서 동반되는 것으로 알려져 있다. 병원에서 보건의료인이 심폐소생술을 시행하는 경우에도 갈비뼈 골절은 흔히 발생되며, 이 경우에 어떤 보건의료인도 갈비뼈 골절에 대한 책임을 지지 않는다.

응급의료에 관한 법률 제5조의2(선의의 응급의료에 대한 면책)

생명이 위급한 응급환자에게 응급의료 또는 응급처치를 제공하여 발생한 재산상 손해와 사상(死傷)에 대하여 고의 또는 중대한 과실이 없는 경우 해당 행위자는 민사 책임과 상해에 대한 형사 책임을 지지 아니하고 사망에 대한 형사 책임은 감면한다.

⑨ 심장정지 환자를 살리는 병원밖 심장정지 생존 환경 및 생존사슬

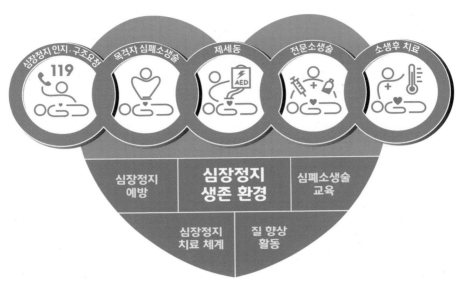

그림 3. **병원밖 심장정지 생존 환경 및 생존사슬**

심장정지 생존 환경이란 심장정지가 발생하지 않도록 미리 예방하고, 심장정지가 발생한 환자의 생존율을 증가시키고, 심장정지로부터 살아난 생존자의 회복을 촉진시켜 일상생활로 복귀시키는 체계적인 환경을 의미한다(그림 3). 생존환경의 구축을 위해서는 의료시스템뿐만 아니라 행정기관, 교육체계, 의료종사자, 교사, 학생, 일반인 모두의 참여가 필요하다. 생존사슬의 각 요소는 국가 및 지역사회 또는 의료기관의 심장정지 생존 환경에 영향을 받는다. 병원밖 심장정지 생존환경의 중요한 요소는 심장정지 예방, 심폐소생술 교육, 심장정지 치료 체계 구축, 평가 및 질 관리이다.

'생존사슬'은 심장정지가 발생한 사람의 생명을 구하기 위해 실행되어야 하는 가장 중요한 요소의 연결고리이다. 심장정지가 발생했을 때 생존사슬의 각 요소가 효과적으로 실행되면 심장정지 환자의 생존 가능성이 커진다. 2020년 가이드라인에서는 병원밖 심장정지와 병원내 심장정지의 생존사슬을 분리하여 제시하였으며, 병원밖 생존사슬의 첫 단계는 환자를 발견한 목격자가 심장정지 발생을 인지하고 신속히 구조를 요청하는 과정으로 시작된다. 두 번째 단계는 심장정지 환자에게 목격자가 가능한 한 빨리 심폐소생술을 하는 것이다. 세 번째 단계는 충격필요리듬을 치료하기 위하여 자동심장충격기를 사용하여 심장충격(제세동)을 하는 것이다. 네 번째 단계는 관찰되는 심전도 리듬에 따라 심장충격, 약물 투여, 전문기도유지술 등 치료를 하는 전문소생술 단계이다. 다섯 번째 단계는 자발순환이 회복된 환자에게 심장정지를 유발한 원인을 교정하고 목표체온유지치료를 포함한 소생후 통합 치료와 생존자에 대한 재활치료를 통해 회복을 돕는 것이다(그림 3).

가슴압박소생술
(Compression-only CPR, Hands-only CPR)

1 심장정지 환자에게 인공호흡을 시행하지 않아도 괜찮을까요?

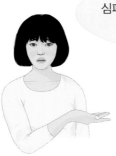

막상 심장정지 환자를 발견했을 때
심폐소생술의 순서가 생각나지 않거나, 모르는 사람에게
입을 대고 인공호흡을 시행하기가 꺼려진다면,
어떻게 해야 하나요?

그러면, 인공호흡은 빼고 가슴압박만을
시행하세요. 특히 환자가 쓰러지는 것을 목격한
경우에는 가슴압박만 계속 해주어도 환자를 충분히
살릴 수 있습니다.

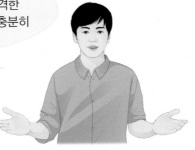

갑자기 쓰러진 심장정지 환자는 심장정지가 발생하기 직전까지 정상적인 호흡을 하고 있었기 때문에, 폐와 혈액 속에 약 5-6분 동안 사용할 수 있는 산소가 남아있다. 또한 가슴압박에 의해서도 적지만 약간의 폐환기가 유발될 가능성이 있다. 119 신고를 하면 평균 7-8분 후에 119 구급대가 현장에 도착하기 때문에, 목격자가 심폐소생술을 시행해야 하는 심장정지 발생 직후 몇 분 동안에는 인공호흡 없이 가슴압박만 시행해 주어도 조직세포 손상을 최소화할 수 있는 충분한 양의 산소를 뇌와 심장으로 공급할 수 있다.

심폐소생술을 학습한 사람도 실제 상황에서는 당황하여 인공호흡을 포함한 심폐소생술의 여러 단계들을 바로 생각해 내지 못하는 경우가 많으며, 또한 기억이 나더라도 위생 문제로 낯선 사람에게 인공호흡을 시행하는 것을 주저하는 경우도 있다. 이런 이유들로 많은 목격자가 인공호흡을 포함한 심폐소생술 자체를 아예 포기하게 된다. 또한 인공호흡을 시도하더라도 제대로 시행되지 않는 경우가 많으며, 인공호흡을 결심하거나 시행하는 데 너무 많은 시간을 소모하여 정작 필요한 가슴압박을 지체하게 된다. 여러 연구에 의하면 심장정지 환자에게 지속적으로 가슴압박만을 시행한 경우와 인공호흡이 포함된 가슴압박을 시행한 경우의 환자 생존율이 비슷하거나 오히려 높은 것으로 보고되고 있다. 그러므로 갑자기 쓰러지는 심장정지 환자를 직접 목격하였으나, 인공호흡을 포함한 표준심폐소생술에 자신이 없거나 호흡기를 통한 감염 전파의 위험이 의심되는 상황이라면, 지체 없이 가슴압박소생술을 시행하는 것이 바람직하다.

하지만, 인공호흡이 매우 중요한 형태의 심장정지인 경우에는 가슴압박소생술보다 인공호흡을 포함한 심폐소생술을 시행하는 것이 바람직하다. 즉, 1세 미만의 영아와 8세 미만의 소아, 물에 빠진 익수자, 그리고 약물중독 및 외상 환자에게 발생한 심장정지는 호흡정지가 원인이 되어 발생된 심장정지이기 때문에 폐와 혈액 속에 산소가 남아있지 않으므로 인공호흡을 반드시 포함한 표준심폐소생술을 시행하여야 한다.

❷ 가슴압박소생술 방법

갑자기 쓰러지는 심장정지 환자를 목격한 경우에, 즉시 환자의 반응을 확인한 뒤에 지체 없이 주변 사람에게 119에 신고하고 자동심장충격기를 가져올 것을 요청한다. 주변에 도움을 요청할 사람이 없는 상황이라면 휴대전화를 가지고 있는 경우, 구조자는 휴대 전화의 한뼘통화(스피커통화)를 켜거나 핸즈프리 기능을 활성화하여 본인이 직접 119에 신고한다. 이후에는 구급상황(상담)요원의 조언에 따라 행동하며, 호흡을 확인하여, 정상 호흡을 보인다면 관찰하며 구급대를 기다린다. 만약 호흡이 없거나 비정상 호흡을 보이는 경우, 즉시 분당 100-120회의 속도, 약 5 cm의 깊이로 가슴압박소생술을 시작한다. 119 구급대가 도착하거나 또는 움직이거나 정상 호흡이 회복될 때까지 가슴압박을 2분간 계속한다. 주변에 다른 사람이 있는 경우에는 가슴압박을 2분마다 교대한다.

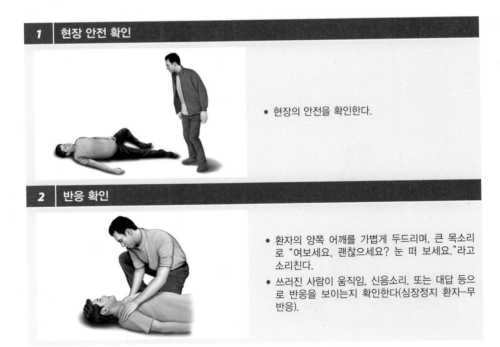

1 현장 안전 확인

- 현장의 안전을 확인한다.

2 반응 확인

- 환자의 양쪽 어깨를 가볍게 두드리며, 큰 목소리로 "여보세요. 괜찮으세요? 눈 떠 보세요."라고 소리친다.
- 쓰러진 사람이 움직임, 신음소리, 또는 대답 등으로 반응을 보이는지 확인한다(심장정지 환자−무반응).

3   119 신고 및 자동심장충격기 요청

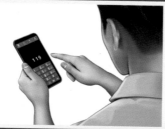

- 반응이 없으면, 119에 신고하고 자동심장충격기를 요청한다. 주변에 도와줄 사람이 있으면 그 사람에게 부탁하고, 도와줄 사람이 없으면 본인이 휴대전화를 활용하여 직접 신고한다.
- 구급상황(상담)요원의 안내에 따라 행동한다. 전화를 한뼘통화(스피커통화) 또는 핸즈프리로 전환하고 끊어지지 않게 유지한다.

4   호흡 확인

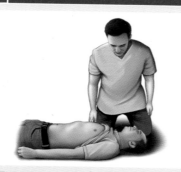

- 119에 신고하고 자동심장충격기를 요청한 후 구급상황(상담)요원의 안내에 따라 호흡의 유무 및 비정상 여부를 판단한다(심장정지 환자-무호흡 또는 비정상 호흡).
- 반응이 없으나 정상적인 호흡을 보이는 경우에는 환자를 옆으로 눕히고, 머리의 위치를 낮게 하여 회복자세를 취해 입안의 이물이 흡인되는 것을 예방하며 구급대를 기다린다.
- 호흡이 없거나 호흡이 있더라도 비정상 호흡(심장정지 호흡, 헐떡이는 호흡, gasping)이라고 판단되면 즉시 가슴압박을 시작한다.

5   가슴압박(구급대가 도착할 때까지)

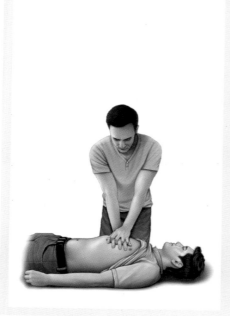

- 가능하면 바닥이 편평하고 단단한 곳에 환자의 등을 대고 눕힌다(단, 환자가 침대에 누워 있다면, 일부러 바닥으로 옮기지는 않는다.)
- 환자의 가슴 옆에 무릎을 꿇은 자세를 취한다.
- 환자의 가슴뼈 아래쪽 1/2의 중간 부위에 구조자의 손바닥의 손뒤꿈치를 대고 그 위에 다른 손의 손바닥을 평행하게 겹친다. 손바닥은 펴거나 깍지를 껴서, 손가락 끝이 가슴에 닿지 않도록 한다.
- 양팔의 팔꿈치를 곧게 펴고, 팔이 바닥과 수직이 되도록 엉덩이를 들어 자세를 잡는다.
- '하나', '둘', '셋', —, '스물아홉', '서른'하고 세어가며 30회를 1분에 100~120회의 속도, 약 5 cm 깊이로, 체중을 이용하여 강하게, 규칙적으로, 빠르게 압박한다.
- 매회의 압박 직후에 압박된 가슴은 원래 상태로 완전히 이완되도록 한다.
- 자동심장충격기가 도착하면 즉시 전원을 켜고, 패드를 부착(가슴 압박의 중단 없이)하며 음성 지시에 따른다.
- 구급대가 도착하거나, 환자가 움직이거나, 정상 호흡이 회복될 때까지 가슴압박을 계속한다. 가슴압박 중단시간을 10초 이내로 최소화한다.
- 다른 구조자가 있는 경우에는 가슴압박을 2분마다 교대한다.

지속적인 가슴압박소생술

: 환자가 회복되거나 119가
  도착할 때까지 인공호흡을
  하지 않고 계속 가슴압박만
  시행

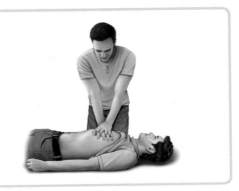

cardiopulmonary resuscitation

성인 심폐소생술

💗 현장의 안전 확인

쓰러진 사람을 발견하면, 응급처치를 하기 전에 가장 먼저 현장의 상황이 안전한지를 확인해야 한다. 위험한 상황이거나 주변에 위험한 구조물이 있다면 당신도 희생자가 될 수 있기 때문이다. 예를 들어, 자동차가 다니는 차도에 환자가 쓰러져 있다면, 먼저 환자를 안전한 장소로 옮긴 다음 심폐소생술을 시작해야 한다.

1	현장 안전 확인

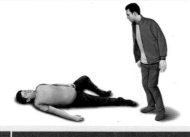

- 현장의 안전을 확인한다.

2	반응 확인

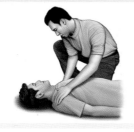

- 환자의 양쪽 어깨를 가볍게 두드리며, 큰 목소리로 "여보세요, 괜찮으세요? 눈 떠 보세요."라고 소리친다.
- 확인하는 동안 환자의 머리나 목의 외상이 의심되면 손상이 더욱 악화되지 않도록 환자의 불필요한 움직임을 유발하지 않는다.
- 쓰러진 사람이 움직임, 신음소리, 또는 대답 등으로 반응을 보이는지 확인한다. 이때에 심장정지 환자는 반응이 없을 것이다.

3   119 신고 및 자동심장충격기 요청

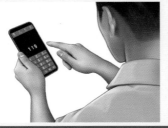

- 반응이 없으면, 119에 신고하고 자동심장충격기를 요청한다. 주변에 도와줄 사람이 있으면 그 사람에게 부탁하고, 도와줄 사람이 없으면 본인이 휴대전화를 활용하여 직접 신고한다.
- 구급상황(상담)요원의 안내에 따라 행동한다. 전화를 한뼘통화(스피커통화) 또는 핸즈프리로 전환하고 끊어지지 않게 유지한다.

4   호흡 확인

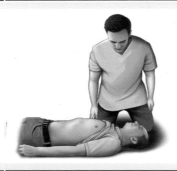

- 119에 신고하고 자동심장충격기를 요청한 후 구급상황(상담)요원의 안내에 따라 호흡의 유무 및 비정상 여부를 판단한다(심장정지 환자-무호흡 또는 비정상 호흡).
- 반응이 없으나 정상적인 호흡을 보이는 경우에는 환자를 옆으로 눕히고, 머리의 위치를 낮게 하여 회복자세를 취해 입안의 이물이 흡인되는 것을 예방하며 구급대를 기다린다.
- 호흡이 없거나 호흡이 있더라도 비정상 호흡(심장정지 호흡, 헐떡이는 호흡, gasping)이라고 판단되면 즉시 가슴압박을 시작한다.

5   가슴압박(구급대가 도착할 때까지)

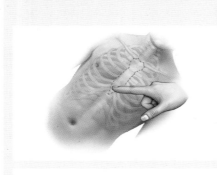

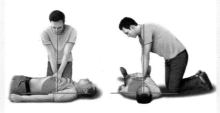

- 심장정지 환자가 침대에 누워 있지 않은 경우에서 가능하면 바닥이 편평하고 단단한 곳에 환자의 등을 대고 눕힌다(단, 환자가 침대에 누워 있다면, 일부러 바닥으로 옮기지는 않는다.)
- 환자의 가슴 옆에 무릎을 꿇은 자세를 취한다.
- 환자의 가슴뼈 아래쪽 1/2의 중간 부위에 구조자의 손바닥의 손뒤꿈치를 대고 그 위에 다른 손의 손바닥을 평행하게 겹친다. 손바닥은 펴거나 깍지를 껴서, 손가락 끝이 가슴에 닿지 않도록 한다.
- 양팔의 팔꿈치를 곧게 펴고, 팔이 바닥과 수직이 되도록 엉덩이를 들어 자세를 잡는다.
- '하나', '둘', '셋', ---, '스물아홉', '서른'하고 세어가며 30회를 반복하며, 1분에 100~120회의 속도, 약 5 cm 깊이로, 체중을 이용하여 강하게, 규칙적으로, 빠르게 압박한다.
- 매회의 압박 직후에 압박된 가슴은 원래 상태로 완전히 이완되도록 한다.
- 가슴 압박이 최대한 이루어지도록 하기 위해 가슴압박 중단 시간을 10초 이내로 최소화한다.
- 구급대가 도착하거나 환자가 움직이거나 정상 호흡이 회복될 때까지 가슴압박을 계속한다. 가슴압박 중단시간을 10초 이내로 최소화한다.
- 다른 구조자가 있는 경우에는 가슴압박을 2분마다 교대한다.

6 | 인공호흡 2회 시행

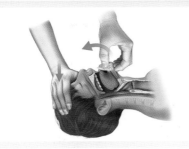

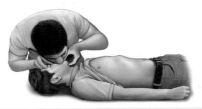

- 머리기울임-턱들어올리기 방법으로 기도를 개방시킨다.
- 이마 쪽 손의 엄지와 검지로 환자의 코를 막고, 입을 크게 벌려 환자의 입에 완전히 밀착시킨 뒤에, 보통 호흡으로 1초 동안 환자의 가슴이 약간 상승될 정도로 숨을 불어 넣는다. 절대로 과도하게 불어넣지 않는다(입-입 호흡).
- 1초에 걸쳐 호흡을 불어넣고
  → 1초의 호기 시간을 준 후
  → 1초에 걸쳐 호흡을 불어넣음

7 | 가슴압박과 인공호흡의 반복

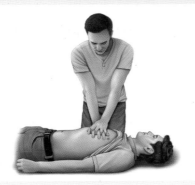

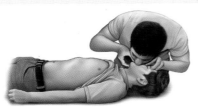

- 30회의 가슴압박과 2회의 인공호흡을 119 구급대원이 도착할 때까지 반복하여 시행한다.
- 2인 이상의 구조자가 있는 경우, 한 구조자는 가슴압박을, 다른 구조자는 인공호흡을 시행하며, 2분마다 또는 5주기(가슴압박과 인공호흡을 30:2의 비율로 5회 반복)의 심폐소생술을 시행한 후에 교대한다.
- 임무를 교대할 때에는 가능하면 가슴압박이 5초 이상 중단되지 않도록 한다.
- 자동심장충격기가 도착하면 즉시 전원을 켜고, 패드를 부착(가슴 압박의 중단 없이)하며 음성 지시에 따른다.
- 구급대가 도착하거나, 환자가 움직이거나, 정상 호흡이 회복될 때까지 가슴압박을 계속한다.

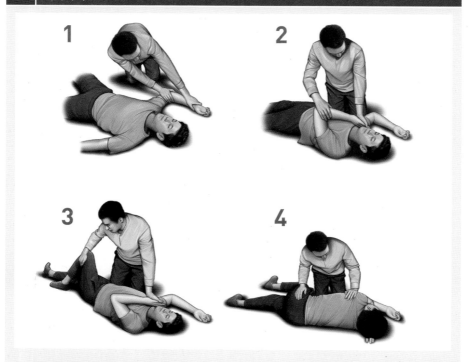

- 가슴압박과 인공호흡을 계속 반복하던 중에 환자가 소리를 내거나 움직이면, 가슴압박을 멈추고 호흡도 회복되었는지 확인한다.
- 호흡이 회복되었으면 환자를 옆으로 눕히고, 머리의 위치를 낮게 하여 기도가 막히는 것을 예방한다(회복자세). 그리고 환자가 호흡을 지속적으로 유지하고 움직임이 있는지 관찰한다.
- 환자의 반응과 정상적인 호흡이 없어지면 심장정지가 다시 발생한 것이므로 가슴압박과 인공호흡을 즉시 다시 시작한다.

💓 심폐소생술 시행의 흐름도

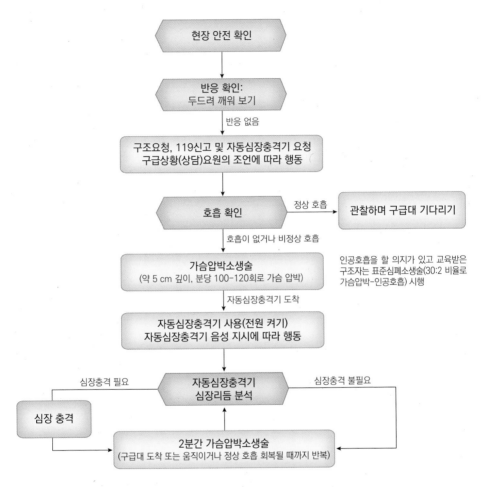

현장 안전 확인

↓

반응 확인:
두드려 깨워 보기

↓ 반응 없음

구조요청, 119신고 및 자동심장충격기 요청
구급상황(상담)요원의 조언에 따라 행동

↓

호흡 확인 → 정상 호흡 → 관찰하며 구급대 기다리기

↓ 호흡이 없거나 비정상 호흡

가슴압박소생술
(약 5 cm 깊이, 분당 100-120회로 가슴 압박)

인공호흡을 할 의지가 있고 교육받은
구조자는 표준심폐소생술(30:2 비율로
가슴압박-인공호흡) 시행

↓ 자동심장충격기 도착

자동심장충격기 사용(전원 켜기)
자동심장충격기 음성 지시에 따라 행동

↓

심장충격 필요 ← 자동심장충격기
심장리듬 분석 → 심장충격 불필요

심장 충격

2분간 가슴압박소생술
(구급대 도착 또는 움직이거나 정상 호흡 회복될 때까지 반복)

그림 4. 일반인 구조자에 의한 병원밖 심장정지 성인 기본소생술 흐름도

전화도움
심폐소생술

반응이 없는 사람을 119에 신고하고 자동심장충격기를 요청한 후에는, 119의 구급상황(상담)요원의 안내에 따라 심폐소생술을 할 수 있다. 이때는 전화를 '한뼘통화(또는 스피커통화)' 또는 핸즈프리 기능을 활용하여 행동한다. 구급상황(상담)요원은 환자가 심장정지 상태인지를 신속하게 판단하기 위해 표준화된 흐름도와 기준을 적용하며, 신고자에게 반응이 있는지, 호흡이 정상인지 비정상인지를 확인하게 된다. 만약 환자가 반응이 없으면서 호흡이 없거나 비정상 호흡인 경우에는 구급상황(상담)요원은 심장정지 상태라고 판단하고 신고자에게 가슴압박소생술을 하도록 하는데 이를 '전화도움 심폐소생술'이라고 한다(그림 5). 신고자는 구급상황(상담)요원의 조언에 따라 심폐소생술을 하고, 더 이상의 지시사항이 없어서 전화를 끊으라고 할 때까지 통화상태를 유지한다(그림 6).

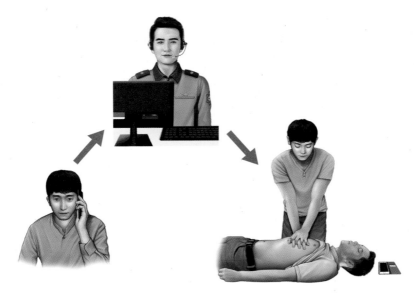

그림 5. **구급상황(상담) 요원의 조언에 의한 전화도움 심폐소생술**

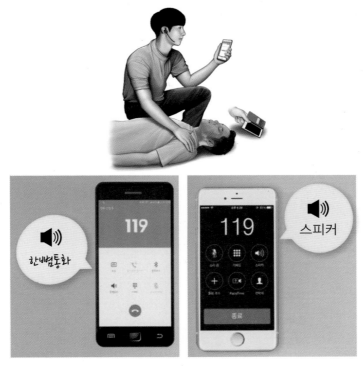

그림 6. **한뼘통화 또는 스피커 통화**

소아 및 영아 심폐소생술

💗 소아 및 영아 심장정지에서의 생존사슬

심폐소생술에서 소아와 영아, 성인은 나이를 기준으로 나눈다. 즉, 만 1세 미만은 영아, 만 1세부터 만 8세 미만까지를 소아, 만 8세부터를 성인으로 정의한다. 만 8세 미만의 소아와 영아에서의 심장정지는 성인과 달리 주로 급성 기도폐쇄, 호흡마비, 손상, 영아 돌연사 증후군, 패혈증 등의 비심장성 원인에 의해 유발된다. 그러므로 소아 및 영아 심장정지 환자에서는 성인과 달리 심장충격 처치가 필요하지 않은 경우가 많으며, 심장정지 발생의 예방 및 심폐소생술의 시행이 더욱 강조된다. 소아 및 영아 심장정지에 대한 생존사슬은 심장정지의 인지 및 구조요청으로 시작한다. 그러나 이에 앞서 심장정지의 예방은 병원밖에서의 손상 예방과 안전을 위한 여러 제도적 장치부터 출발하

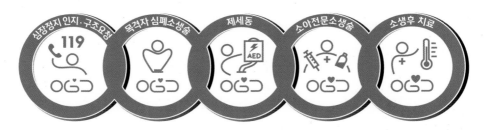

그림 7. 소아 병원밖 심장정지 생존사슬

며, 심장정지를 예방하는 노력이 중요하다. 생존사슬의 다섯 가지 요소 중 첫 단계부터 세 가지 과정이 기본소생술에 해당한다(그림 7). 성인과 같이 소아에서도 일반인에 의한 신속하고 효과적인 심폐소생술은 성공적인 자발순환 회복과 신경학적 회복에 도움이 된다.

① 소아 심폐소생술

반응이 없는 소아를 발견하면, 구조자와 환자가 있는 현장의 안전을 먼저 확인해야 한다. 위험한 상황이거나 주변에 위험한 구조물이 있다면 구조자도 희생자가 될 수 있기 때문이다.

▶ 현장 안전 확인

1 심장정지 확인

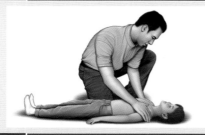

- 양쪽 어깨를 가볍게 두드리며, 큰 목소리로 '얘야? 괜찮니?'와 같이 소리치거나 이름을 알면 이름을 부른다.
- 아이의 움직임, 눈 깜박임, 대답 등으로 반응을 확인한다(심장정지: 무반응).
- 반응이 없더라도 움직임이 있거나 정상호흡을 하는 경우는 심장정지가 아니다.

2 119 신고 및 자동심장충격기 요청

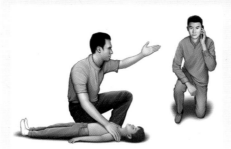

- 반응이 없으면, 119에 신고하고 자동심장충격기를 요청한다. 주변에 도와줄 사람이 있으면 그 사람에게 부탁하고, 도와줄 사람이 없으면 본인이 직접 119에 신고한다.
- 휴대전화를 가지고 있지 않은 상황에서 혼자 있다면 심폐소생술을 2분간 시행한 다음에 119에 신고한다.
- 아이가 쓰러지는 것을 목격한 경우에는 119 신고와 함께 자동심장충격기를 가져오도록 주변 사람에게 요청한다.

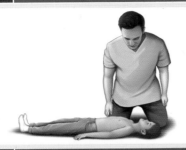

- 119에 신고하고 자동심장충격기를 요청한 후 구급 상황(상담)요원의 안내에 따라 호흡의 유무 및 비정상 여부를 판단한다(심장정지 환자: 무호흡 또는 비정상 호흡).
- 호흡이 없거나 호흡이 있더라도 비정상 호흡(심장정지 호흡, 헐떡이는 호흡, gasping)이라고 판단되면 즉시 가슴압박을 시작한다.
- 반응이 없으나 정상적인 호흡을 보이는 경우에는 회복자세를 취해 입안의 이물이 흡인되는 것을 예방하고, 관찰하며 구급대를 기다린다.

4 가슴압박(구급대가 도착할 때까지)

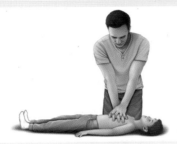

- 가슴뼈의 아래쪽 1/2에 한 손 또는 깍지 낀 두 손의 손뒤꿈치를 댄다.
- 양팔의 팔꿈치를 곧게 펴고, 체중을 실어서 가슴 두께의 최소 1/3 이상이(약 4–5 cm) 눌리도록 강하게 압박한다.
- '하나', '둘', '셋', ----, '서른'하고 세어가며 1분에 100–120회의 속도로 빠르게 압박한다.
- 매번의 압박 직후 압박된 가슴은 원래 상태로 완전히 이완되도록 한다.

5 인공호흡 2회 시행

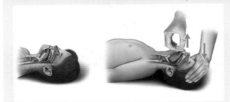

- 머리기울임-턱들어올리기 방법으로 기도를 개방시킨다.

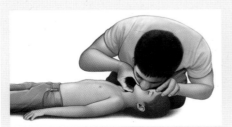

- 이마 쪽 손의 엄지와 검지로 환아의 코를 막고 입을 크게 벌려 환아의 입에 완전히 밀착한 뒤에, 보통 호흡으로 1초 동안 환아의 가슴이 상승될 정도로 숨을 불어 넣는다. 절대로 과도하게 불어넣지 않는다.
- 불어넣은 후 즉시 입을 떼면서, 코를 막은 손가락을 놓아 숨을 내쉬게 한다.

6 　가슴압박과 인공호흡의 반복

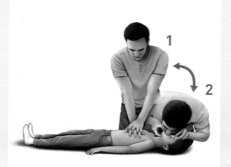

- 30회의 가슴압박과 2회의 인공호흡을 반복하여 시행한다.
- 2인 이상의 구조자가 있는 경우, 한 구조자는 가슴압박을, 다른 구조자는 인공호흡을 시행하며, 2분마다 또는 5주기(가슴압박과 인공호흡을 30:2의 비율로 5회 반복)의 심폐소생술을 시행한 후에 역할을 교대한다.
- 자동심장충격기가 도착하면 즉시 전원을 켜고, 패드를 부착(가슴 압박의 중단 없이)하며 음성 지시에 따른다.
- 구급대가 도착하거나 환아가 움직이거나 정상 호흡이 회복될 때까지 가슴압박을 계속한다.

7 　회복자세

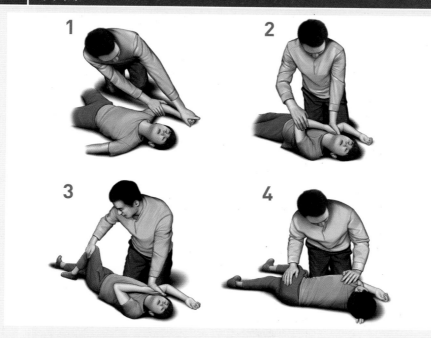

- 가슴압박과 인공호흡을 반복하던 중에 환아가 회복되어 소리를 내거나 움직이면, 호흡도 회복되었는지 확인한다.
- 호흡도 회복되었으면, 환아를 옆으로 돌려 눕혀 기도가 막히는 것을 예방한다(회복자세). 그 후 계속 움직이고 호흡을 하는지 관찰한다.
- 환아의 반응과 정상적인 호흡이 없어지면 심장정지가 재발한 것이므로 가슴압박과 인공호흡을 즉시 다시 시작한다.

💜 소아 심폐소생술 시행의 흐름도

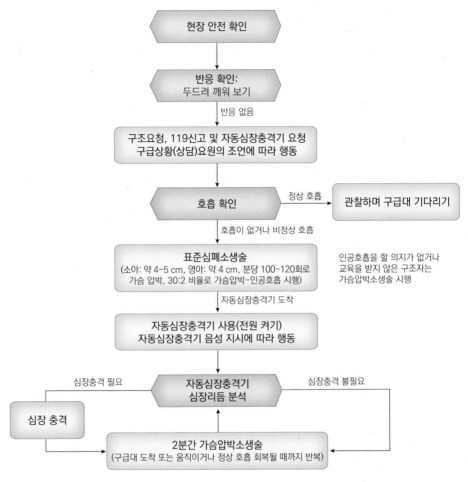

현장 안전 확인

↓

반응 확인:
두드려 깨워 보기

↓ 반응 없음

구조요청, 119신고 및 자동심장충격기 요청
구급상황(상담)요원의 조언에 따라 행동

↓

호흡 확인 → 정상 호흡 → 관찰하며 구급대 기다리기

↓ 호흡이 없거나 비정상 호흡

표준심폐소생술
(소아: 약 4-5 cm, 영아: 약 4 cm, 분당 100-120회로
가슴 압박, 30:2 비율로 가슴압박-인공호흡 시행)

인공호흡을 할 의지가 없거나
교육을 받지 않은 구조자는
가슴압박소생술 시행

↓ 자동심장충격기 도착

자동심장충격기 사용(전원 켜기)
자동심장충격기 음성 지시에 따라 행동

↓

심장충격 필요 ← 자동심장충격기
심장리듬 분석 → 심장충격 불필요

심장 충격

2분간 가슴압박소생술
(구급대 도착 또는 움직이거나 정상 호흡 회복될 때까지 반복)

그림 8. 일반인 구조자에 의한 소아(영아) 기본소생술 흐름도

2 영아 심폐소생술

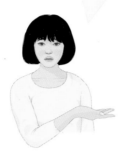

얼마 전에 TV 에서
의사 선생님이 아기에게
심폐소생술을 하는 것을 봤는데요.
혹시 아기에게 위험하거나
가족들이 하기에 어렵지
않을까요?

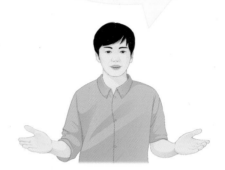

여러분들도 할 수 있습니다.
다음의 몇 가지 사항에 유의해서
심폐소생술을 시행하면 소중한
아기의 생명을 살릴 수
있습니다.

💜 영아에게 심폐소생술을 시행해도 괜찮을까요?

심폐소생술은 심장정지 환자의 생명을 유지하기 위해 필요한 산소와 영양분을 지속적으로 공급하는 것에 그 목적이 있으므로 환자가 성인, 소아, 영아에 관계없이 최대한 신속하게 실시되어야 한다. 심폐소생술 시행방법은 환자의 연령에 따라 다소 차이가 있으며, 이는 연령에 따라 심장정지의 원인, 심장정지 환자의 신체조건 등이 다르기 때문이다.

❤ 연령에 따른 심폐소생술 시행방법

구 분	성 인	소 아	영 아
연 령	만 8세 이상	만 1세-만 8세 미만	만 1세 미만
심장정지 확인	무반응 + 무호흡 혹은 심장정지 호흡(헐떡임)		
가슴압박 위치	가슴뼈의 아래쪽 1/2		젖꼭지 연결선 바로 아래의 가슴뼈
가슴압박 방법	두 손으로	두 손 또는 한 손으로	두 손가락으로
가슴압박 깊이	약 5 cm	가슴 두께의 최소 1/3 이상(약 4-5 cm)	가슴 두께의 최소 1/3 이상(약 4 cm)
가슴압박 속도	분당 100-120회의 속도(30회 압박시간: 약 15-18초)		
반복 주기	30회 가슴압박 : 2회 인공호흡		
인공호흡	가슴의 상승이 눈으로 확인될 정도(1초 동안)		
일반인 구조자	가슴압박소생술 표준심폐소생술	표준심폐소생술	
자동심장충격기	사용		

1 심장정지 확인

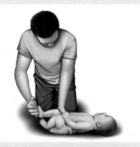

- 한쪽 발바닥을 가볍게 두드리며, 큰 목소리로 '아가야? 괜찮니?'라고 소리친다.
- 아기의 움직임, 눈 깜박임, 울음 등으로 반응을 확인한다(심장정지: 무반응).
- 반응이 없더라도 움직임이 있거나 호흡을 하는 경우는 심장정지가 아니다.

2 도움요청 – 119 신고 및 자동심장충격기 요청

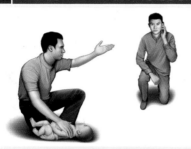

- 반응이 없으면, 119에 신고하고 자동심장충격기를 요청한다. 주변에 도와줄 사람이 있으면 그 사람에게 부탁하고, 도와줄 사람이 없으면 본인이 직접 119에 신고한다.
- 휴대전화를 가지고 있지 않은 상황에서 혼자 있다면 심폐소생술을 2분간 시행한 후 119에 신고한다.

3 호흡 확인

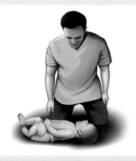

- 119에 신고하고 자동심장충격기를 요청한 후 구급상황(상담)요원의 안내에 따라 호흡의 유무 및 비정상 여부를 판단한다(심장정지 환자: 무호흡 또는 비정상 호흡).
- 반응이 없으나 정상적인 호흡을 보이는 경우에는 회복자세를 취해 입안의 이물이 흡인되는 것을 예방하고, 상태를 관찰하며 구급대를 기다린다.
- 호흡이 없거나 호흡이 있더라도 비정상 호흡(심장정지 호흡, 헐떡이는 호흡, gasping)이라고 판단되면 즉시 가슴압박을 시작한다.

4 가슴압박 30회 시행

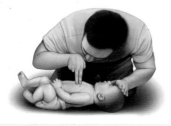

- 양쪽 젖꼭지를 연결한 가상선의 바로 아래의 가슴뼈를 두 손가락으로 압박한다.
- 손가락을 곧게 펴고 체중을 실어서 가슴 두께의 최소1/3 이상이(4 cm) 눌리도록 강하게 압박한다.
- '하나', '둘', '셋', ——, '서른'하고 세어가며 1분에 100-120회의 속도로 빠르게 압박한다.
- 매번의 압박 직후 압박된 가슴은 원래 상태로 완전히 이완되도록 한다.

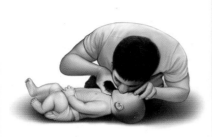

- 머리기울임-턱들어올리기 방법으로 기도를 개방시킨다. 머리를 너무 심하게 젖히면, 오히려 기도가 폐쇄될 수 있으므로 주의한다.
- 이마 쪽 손의 엄지와 검지로 아기의 코를 막고, 입을 크게 벌려 아기의 입에 완전히 밀착시킨다.
- 보통 호흡으로 1초 동안 아기의 가슴이 약간 상승되는 것이 눈에 보일 정도로만 불어 넣는다. 절대로 팽팽하게 많이 불어넣지 않는다.
- 불어넣은 후에는 입을 떼면서, 코를 막은 손가락을 놓아 숨을 내쉬게 한다.
- 아기가 작은 경우에는 구조자의 입으로 아기의 입과 코를 한꺼번에 막은 다음에 인공호흡을 시행한다.

6 가슴압박과 인공호흡의 반복

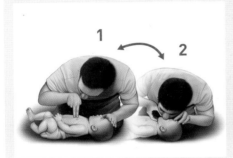

- 30회의 가슴압박과 2회의 인공호흡을 119 구급대원이 도착할 때까지 반복해서 시행한다.
- 2인 이상의 구조자가 있는 경우, 한 구조자는 가슴압박을, 다른 구조자는 인공호흡을 시행하며, 2분마다 또는 5주기(가슴압박과 인공호흡을 30:2의 비율로 5회 반복)의 심폐소생술을 시행한 후에 역할을 교대한다.
- 자동심장충격기가 도착하면 즉시 전원을 켜고, 패드를 부착(가슴 압박의 중단 없이)하며 음성 지시에 따른다.
- 구급대가 도착하거나 아기가 움직이거나 정상 호흡이 회복될 때까지 가슴압박을 계속한다.
- 아기가 회복되어 소리를 내거나 움직이면, 심폐소생술을 중지하고 호흡도 회복되었는지 확인한다.
- 호흡이 회복되었으면, 아기를 옆으로 돌려 눕혀 기도가 막히는 것을 예방한다(회복자세). 그 후 계속 움직이고 호흡을 하는지 관찰한다.
- 아기의 반응과 정상적인 호흡이 없어지면 심장정지가 재발한 것이므로 가슴압박과 인공호흡을 즉시 다시 시작한다.

자동심장충격기
사용방법

Chapter
06

1 심장충격 시행의 중요성

갑자기 쓰러지는 형태의 성인 심장정지 환자에서 가장 흔히 관찰되는 심장 리듬은 심실세동(심실잔떨림), 즉 심실근육이 가늘게 떨면서 죽어가는 형태의 부정맥이다. 정상적인 심장은 심실의 모든 근육세포들이 분당 60-100회의 빈도로 '동시에 수축'하고 '동시에 이완'함으로써, 심실 속의 혈액을 뿜어내고 다시 채우는 펌프 기능을 할 수 있다. 그러나 심실세동이 발생하면, 심실의 근육세포들이 서로 조화를 이루지 못하고 개별적으로 분당 300회 이상의 매우 빠른 빈도로 수축과 이완을 반복하게 된다. 그러므로 심실세동이 유발된 심장은 혈액을 뿜어내지 못하며, 실제적으로 심장이 멈춘 것과 같은 상태가 된다. 심실세동을 중단시키는 유일한 치료법은 '심장충격'이다. 심장충격(제세동: 잔떨림 제거)이란, 1,000-2,000 V 이상의 강력한 직류 전기충격을 심장에 순간적으로 가해줌으로써 심근세포들의 잔떨림을 일시에 없애버리는 것이다. 일단 잔떨림이 제거되고 나면, 정상적인 심장박동으로 회복될 수 있다(그림 9).

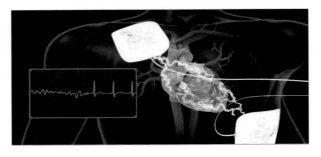

그림 9. 심실세동에서 심장충격 처치의 원리
가슴에 붙인 두 개의 패드 사이에 형성된 강력한 전기장이 심장을 관통하면서, 불규칙하게 수축과 이완을 반복
하던 심장 근육세포들의 잔떨림을 제거한다. 잔떨림이 제거되어야만 정상적인 심장박동으로 회복될 수 있다.

심장충격의 성공률(첫 번째 심장충격을 가했을 때 심실세동을 성공적으로 제거할 확률)은 심실세동 발생 후 1분이 경과할 때마다 7-10%씩 감소되기 때문에, 심실세동에 의한 심장정지 환자의 생명은 얼마나 빨리 심장충격 처치를 시행하느냐에 달려있다고 말할 수 있다. 따라서 환자를 발견한 누구든지, 비록 그 사람이 의료인이 아니더라도, 현장에서 즉시 심장충격을 쉽게 시행할 수 있도록 자동심장충격기(AED: automatic external defibrillator)가 개발되었다. 자동심장충격기는 심장정지 환자의 심장리듬을 자동으로 분석하여 심장충격 시행의 필요성을 시술자에게 시청각 정보로 알려주며, 심장충격이 필요한 환자에게만 설정된 에너지를 충전하여 시술자로 하여금 심장충격을 시행하도록 유도한다. 자동심장충격기의 사용자가 해야 할 일은 심장정지로 추정되는 환자, 즉 의식과 정상적인 호흡이 없는 사람의 가슴에 2개의 패드를 붙이기만 하면 되며, 그 이후에는 자동심장충격기의 지시를 따르면 된다. 그러므로 자동심장충격기는 심장정지 현장에서 신속하게 사용될 수 있도록 많은 사람들이 이용하는 공공장소에 상시적으로 비치되어야 하며, 심장정지 환자를 발견한 사람은 누구라도 지체 없이 자동심장충격기를 환자에게 적용해야 한다. 우리나라에서도 공공보건의료기관, 구급차, 여객 항공기 및 공항, 철도객차, 20톤 이상의 선박, 500세대 이상의 공동주택, 다중이용시설 등에 자동심장충격기를 설치할 것을 법률(응급의료에 관한 법률 제47조 2)로 규정하고 있다.

❷ 일반인 제세동(심장충격) 프로그램(Public access defibrillation, PAD)

병원밖 심장정지 환자의 생존율을 증가시키기 위해 많은 사람들이 이용하는 공공장소(호텔, 백화점, 경기장, 항공기, 선박 등)에 자동심장충격기를 설치하고, 일반인에게 자동심장충격기 교육을 실시하는 일반인 제세동(심장충격) 프로그램이 전세계적으로 전개되고 있다. 이 프로그램의 목적은 심장정지 발생위험이 높은 장소에 자동심장충격기와 훈련된 일반인을 미리 배치하여 심장정지 환자에게 목격자 심폐소생술과 심장충격 처치가 실시되도록 함으로써 병원밖 심장정지 환자의 생존율을 증가시키는 것이다. 실제로 미국 등의 선진국에서는 공항과 카지노에 자동심장충격기를 비치하고, 공항직원과 경찰관들이 직접 사용하면서 병원밖 심장정지 환자의 생존율이 증가된 것으로 알려졌다. 또한 지역사회에 대규모로 자동심장충격기를 비치하고 이를 사용할 가능성이 높은 일반인을 집중적으로 교육한 일본의 일반인 제세동(심장충격) 프로그램은 결과적으로 일반인에 의한 심장충격을 증가시키고, 심장충격까지의 시간을 단축시켰으며, 병원밖 심장정지 환자의 생존율을 2배 이상 증가시킨 것으로 알려졌다. 그러므로 우리나라에서도 병원밖 심장정지 환자의 생존율을 증가시키기 위해 이러한 일반인 제세동(심장충격) 프로그램을 확대 실시하려고 노력하고 있다

최근, 우리나라에서는 자동심장충격기를 체계적으로 등록하여 관리하고 있으며, 응급의료포털 E-Gen 홈페이지(http://www.e-gen.or.kr) 및 스마트폰 앱을 통해 주변에 배치된 자동심장충격기를 검색하고 이를 가져올 수 있는 지리정보(길 찾기 서비스)를 얻을 수 있다(그림 10). 또한, 구급상황(상담)요원이 신고자에게 심장정지 현장 주변에 배치된 자동심장충격기의 위치를 확인하여 안내하거나 휴대전화 앱이나 문자메시지 시스템을 활용하여 자동심장충격기의 위치를 안내하는 등의 연구가 진행되고 있다.

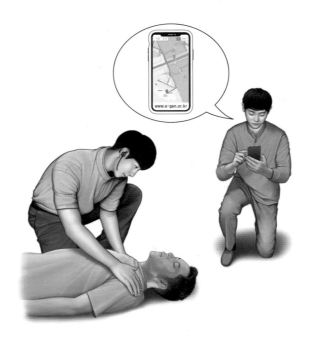

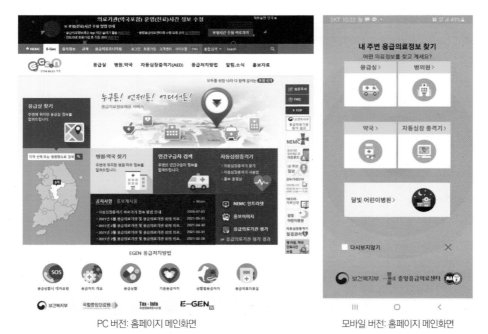

PC 버전: 홈페이지 메인화면

모바일 버전: 홈페이지 메인화면

그림 10. **자동심장충격기 정보 검색 서비스(http://www.e-gen.or.kr)**

❸ 자동심장충격기 사용방법

1 전원 켜기

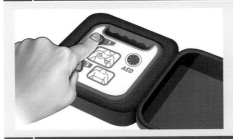

- 자동심장충격기는 심폐소생술에 방해되지 않는 위치에 놓는다.
- 먼저 전원 버튼을 누른다.
- 음성안내의 지시를 따른다.
- 환자의 옷을 벗겨 가슴 피부를 노출시킨다.

2 두 개의 패드 부착

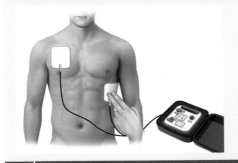

- 패드 포장을 열고, 2개의 패드의 그림을 보고 환자의 가슴 피부에 붙인다.
  - 패드 1: 오른쪽 빗장뼈 아래
  - 패드 2: 왼쪽 젖꼭지 아래의 중간겨드랑이선
- 패드 부착 위치에 땀이나 기타 이물질이 있으면 제거한 뒤에 패드를 부착한다.

3 심장리듬 분석

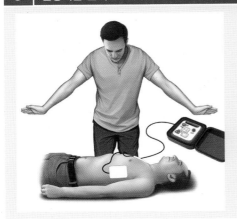

- 심장충격이 필요 없는 리듬이 확인된 환자라면, "환자의 상태를 확인하고, 심폐소생술을 계속하십시오."라는 음성 지시가 나온다. 이 경우에는 즉시 심폐소생술을 다시 시작한다.
- "환자의 리듬을 분석 중입니다. 환자로부터 떨어지세요."라는 음성 지시가 나오면, 심폐소생술을 멈추고 모두 환자에게서 손을 뗀다. 5~10초 정도 소요된다.
- 심장충격이 필요한 리듬이 확인된 환자라면, "심장충격(제세동)이 필요합니다."라는 음성 지시가 나오면서 심장충격기가 스스로 설정된 에너지로 충전을 시작한다.
- 자동심장충격기의 충전은 수 초 이상 소요되므로 충전 중에는 가능한 가슴압박을 시행한다.

4 심장충격 시행

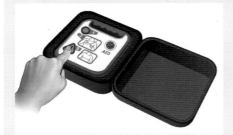

- 심장충격이 필요한 환자인 경우에만, 충전이 되고 충격버튼이 깜빡이기 시작한다. 충격버튼이 깜빡이면 모든 사람을 환자에게서 떨어지게 한 뒤 즉시 누른다.
- 주의! 심장충격 버튼을 누르면 1,000~2,000 V 정도의 강력한 전기가 환자의 몸에 전달되므로, 혹시 환자의 피부와 접촉하고 있으면 감전된다. 따라서 심장충격 버튼을 누르기 전에 환자와 접촉하고 있는 사람이 있는지 다시 한번 확인하고, 접촉하고 있는 사람이 있으면 떨어지게 해야 한다.

5 즉시 심폐소생술 다시 시행

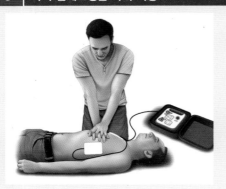

- 즉시 가슴압박을 다시 시행한다.
- 자동심장충격기는 2분마다 자동으로 심장리듬을 다시 분석하여 심장충격 처치를 지시한다. 119 구급대가 도착할 때까지, 자동심장충격기의 지시에 따라 심폐소생술 및 심장충격 처치를 반복해서 실시한다.
- 심폐소생술을 계속하던 중에 환자가 자발적으로 움직이거나 정상적인 호흡을 하기 시작한다면, 환자가 회복된 것이다. 심폐소생술을 중단하고 환자의 움직임과 호흡 상태를 관찰하며 구급대를 기다린다.

④ 자동심장충격기 적용의 흐름도

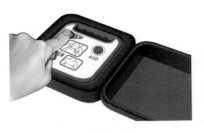

① 전원을 켠다

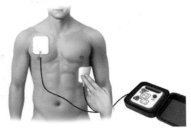

② 두 개의 패드 부착

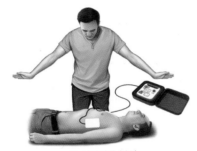

③ 심장리듬 분석

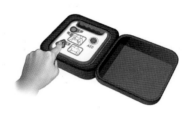

④ 심장충격 시행

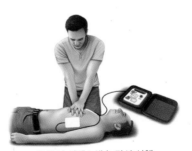

⑤ 즉시 심폐소생술 다시 시행

그림 11. **자동심장충격기 적용의 흐름도**

5 소아에게 자동심장충격기 사용하기

8세 미만의 소아에서는 성인에 비해 심장정지의 발생빈도가 적으며, 보다 다양한 원인에 의해 심장정지가 유발되는 것으로 알려져 있다. 그러나 소아 심장정지 환자의 5-15%는 심실세동에 의한 것으로 보고되고 있으며, 특히 선천성 심장병이나 부정맥이 있는 소아가 갑자기 쓰러지는 경우에는 심실세동에 의한 심장정지를 의심해야 한다. 이 경우에는 성인과 마찬가지로 자동심장충격기를 적용해야 한다.

성인에 비하여, 소아는 몸통과 심장이 작기 때문에 성인보다 적은 전기 에너지를 사용하여 심장충격을 시행한다. 따라서 소아용 자동심장충격기를 사용하여야 하며, 일부 자동심장충격기는 성인용 패드를 소아용 패드로 교체하거나 소아용 열쇠를 꽂음으로써 심장충격 에너지를 줄이도록 설계되어 있다. 그러므로 8세 미만의 소아 심장정지 환자에게는 가능한 소아 심장충격 용량으로 변경시킨 뒤에 자동심장충격기를 적용하는 것이 바람직하다(그림 12). 그러나 소아용 패드나 에너지 용량 조절장치가 구비되어 있지 않는 경우에는 성인용 자동심장충격기를 그대로 적용할 수 있다. 같은 이유로 1세 미만의 영아에게도 소아 심장충격 용량으로 변경시킨 뒤에 자동심장충격기를 적용해야 하며, 소아용 패드나 에너지 용량 조절장치가 구비되어 있지 않는 경우에는 성인용 자동심장충격기를 그대로 적용할 수 있다.

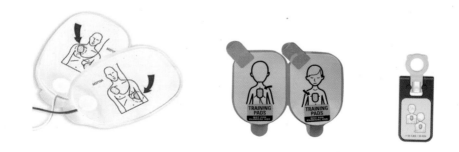

그림 12. **성인용 및 소아용 자동심장충격기 패드와 에너지 용량 조절 열쇠**

소아에게는 심장충격 에너지를 줄이는 것과 함께 성인에 비해 크기가 작은 소아용 패드를 사용하는 것이 바람직하다. 그러나 설치되어 있는 자동심장충격기에 성인용 패드와 소아용 패드가 모두 비치되어 있는 경우는 드물며, 대부분 성인용 패드 하나만 비치되어 있는 경우가 많다. 소아에게 자동심장충격기를 사용해야 하는 상황에서 소아용 패드가 없는 경우에는 성인용 패드를 대신 사용할 수 있다. 이때 주의할 점은 소아의 체구에 비해 패드가 크므로 가슴에 부착된 2개의 패드 사이가 너무 인접하거나 서로 맞닿게 부착되기 쉬운데, 이렇게 되면 심장충격의 효율이 떨어지므로 두 패드가 너무 가깝게 맞닿지 않도록 주의해야 한다. 그러므로 체구가 작은 소아에게는 자동심장충격기의 패드를 성인과 다르게 가슴의 중앙과 등의 중앙 쪽에 앞뒤로 부착하는 것이 바람직하다. 그러나, 높은 에너지로 심장충격을 시행하는 성인에게 소아용 패드를 사용하는 것은 금한다.

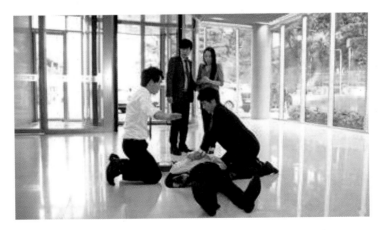

그림 13. **일반인에 의한 자동심장충격기 적용사례(재연사진)**

일반인에 의한 자동심장충격기 적용 및 심장정지 소생 첫 사례

지난 2010년 2월 19일에 일반인이 자동심장충격기를 사용하여 심장정지 환자를 소생시킨 첫 사례가 있었다. 주인공은 중소기업에서 영업부 대리로 근무하고 있는 이○○(만 31세)씨였다. 이○○씨는 그날 외삼촌이 별세하셨다는 소식을 접하고, 서울의 한 병원 장례식장에서 조문객을 맞이하고 있었다. 비교적 한산했던 장례식장은 갑자기 부산해졌고, 장례식장 내실에서 사람이 쓰러졌다는 소리가 들렸다. 혹시나 하는 마음에 내실로 들어간 이○○씨는 소파에 앉은 채 의식을 잃은 한 남자(박○○, 50세)를 발견했다. 환자는 입에 거품을 물고 머리를 뒤로 완전히 젖힌 상태로 축 늘어져 있었으며, 사람들은 환자 주변에 모여서 웅성거리고 있었다. 이때 이○○씨는 회사에서 배운 심폐소생술 교육을 떠올렸다. 중소기업체인 이○○씨의 회사는 작년에 대한심폐소생협회에 의뢰하여 전 직원을 대상으로 일반인 심폐소생술 교육을 실시했다. 그때 교육을 진행했던 강사가 의식이 없고, 숨을 쉬지 않는 심장정지 환자에게는 신속하게 심폐소생술을 실시하고, 심장충격 처치를 시행해야 한다고 강조했던 기억이 떠올랐다. 혹시나 하는 마음에 이○○씨는 환자를 바닥에 눕히고, 배운 대로 환자의 의식과 호흡을 확인했으나, 역시 환자는 축 늘어진 상태로 숨을 쉬지 않고 있었다. 심장정지 상태라 판단한 이○○씨는 조문객들에게 의료진을 불러달라고 소리쳤고, 다른 한 명에게는 장례식을 들어오면서 로비에서 보았던 자동심장충격기를 가져다 달라고 하였다. 그리고 배운 대로만 하면 환자를 살릴 수 있을 것이란 믿음으로 심폐소생술을 시작했다. 가슴압박과 인공호흡을 번갈아가면서 시행하고 있을 때 자동심장충격기를 가지러 갔던 조문객이 도착했다. 자동심장충격기를 건네받은 이○○씨는 침착하게 전원을 켜고, 패드를 붙인 뒤에 심장충격 처치를 시행했다. 심장충격을 시행한 뒤에도 환자의 반응이 없어 이○○씨는 조문객들과 함께 심폐소생술을 다시 시작했다. 4번째 심장충격 처치를 시행한 뒤에 환자가 갑자기 '컥' 하는 소리를 내며 스스로 숨을 쉬기 시작했다. 이후 응급센터로 이송된 환자는 의식을 되찾았으며, 곧바로 중환자실로 입원하였다. 이후에 환자는 정밀검사를 시행받고 '변이형 협심증에 의한 심장정지'로 진단되었으며, 2주 뒤에 별다른 후유증 없이 건강한 상태로 퇴원하였다(그림 13).

Chapter
07

이물질에 의한
기도폐쇄

실제증례

6월 24일 오후 포항시 북구에 있는 음식점에서 식사하던 박모씨(50세)가 갑자기 목을 움켜쥐고 쓰러졌다는 신고가 112에 접수되었다. 현장에 도착한 경찰은 음식물이 기도를 막은 것으로 판단, 곧바로 복부밀어내기(하임리히법)를 실시하였고 박씨는 곧 의식을 되찾았다. 환여지구대 박현석, 박상준 경찰은 "지난 3월에 배운 복부밀어내기(하임리히법)가 생각나서 곧바로 조치할 수 있었다"고 전했다.

2016년 06월 27일 네이버뉴스

① 기도폐쇄 정의

음식물이나 작은 장난감 같은 이물질이 기도(숨구멍)를 부분적 또는 완전히 막아서 호흡을 방해하는 상태를 '이물질에 의한 기도폐쇄'라고 말한다. 기도폐쇄는 흔히 치아가 없는 노인, 의식이 저하된 환자, 또는 소아 및 영아에서 흔히 발생되며 음식을 먹으면서 웃거나 이야기를 하는 도중에 발생될 수 있다.

부분 기도폐쇄	완전 기도폐쇄
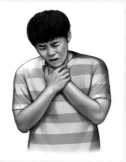 "켁! 켁! 켁! 반찬이 목에 걸렸어."	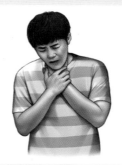
• 환자가 소리를 내거나 숨을 쉴 수 있다. 당황하지 말고 환자가 스스로 기침을 하도록 유도한다. • 이물질이 나오지 않으면서 환자의 목소리가 점차 작아지면, 완전 기도폐쇄로 간주한다.	• 손으로 목 부위를 움켜쥐는 동작을 취하며, 기침을 하지 못하거나 소리를 내지 못하고, 점차 얼굴색이 파랗게 변한다(청색증). • 이 경우에는 스스로 뱉어내지 못하므로 즉시 도와주어야 한다.

② 완전 기도폐쇄 환자의 응급처치 방법

심각한 기도폐쇄의 징후를 보이며 효과적으로 기침을 하지 못하는 성인이나 1세 이상의 소아 환자를 발견하면 즉시 등 두드리기를 시행한다. 등 두드리기를 5회 연속 시행한 후에도 효과가 없다면 복부 밀어내기(하임리히법) 5회를 시행한다

기도폐쇄의 징후가 해소되거나 환자가 의식을 잃기 전까지 계속 등 두드리기와 복부 밀어내기를 반복한다. 성인 환자가 의식을 잃으면 구조자는 환자를 바닥에 눕힌 뒤 바로 119에 신고하고, 심폐소생술을 시행한다.

💗 의식이 있는 완전 기도폐쇄 성인/소아 환자의 '복부밀어내기'

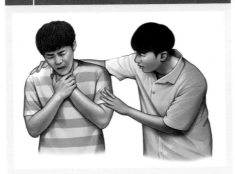

1 목에 뭐가 걸렸는지 물어 본다.

"목에 뭐가 걸렸나요?"
- 환자가 말을 하지 못하고 고개만 끄덕이거나 표정으로 대답하면 완전 기도폐쇄를 의심한다.

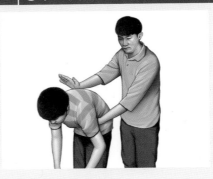

2 환자의 등 뒤에 또는 옆에 서서, 등 두드리기를 시행한다.

"제가 도와 드리겠습니다."
- 환자의 뒤에 또는 옆에 서서 등 두드리기 5회를 시행한다.

3	등 두드리기가 효과적이지 않을 때 복부밀어내기를 시행한다.

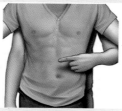

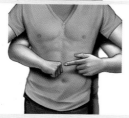

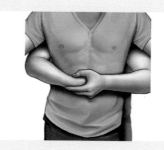

- 환자의 뒤에 서서 한쪽 다리를 환자 다리 사이에 넣어 몸이 흔들리지 않도록 지탱한다.
- 양팔을 앞으로 뻗어, 한쪽 주먹의 엄지손가락면을 환자의 명치와 배꼽 사이 중간에 대고 다른 손으로 감싸쥔다.
- 빠르고 강한 동작으로, 주먹 쥔 손으로 환자의 복부를 뒤쪽-위쪽으로 밀쳐 올린다.
- 이물질이 나오거나 환자가 의식을 잃을 때까지 이 동작을 계속 반복한다.
- 환자가 의식을 잃을 경우 즉시 119에 신고하고 심폐소생술을 시행한다.

💗 완전 기도폐쇄로 의식을 잃은 성인/소아 환자의 응급처치 방법

심폐소생술을 실시한다.

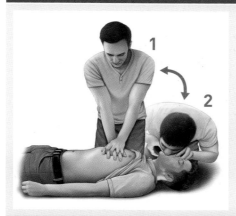

- 환자가 기도폐쇄 처치 도중 의식을 잃고 쓰러진다면 환자를 편평한 바닥에 눕힌 후 119에 신고를 한다.
- 119 구급대가 도착할 때까지 가슴압박과 인공호흡을 30:2로 반복 실시한다.

입 안의 이물질을 제거한다.

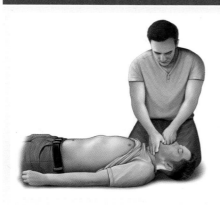

- 30회의 가슴압박 실시 후 2회 인공호흡 전에 입 안을 확인하여 이물질이 보이면 손가락으로 제거한다.
- 이물질이 보이지 않을 경우 손가락으로 목구멍 속을 훑어서는 안 된다.

💜 특별한 상황에서의 완전 기도폐쇄 응급처치 방법

임신부, 심한 비만 등으로 양팔로 감싸기 어려운 경우

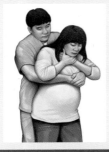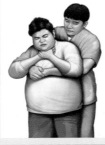

- 등 두드리기를 시행한 후 이물이 제거되지 않으면, 복부 밀어내기 대신 가슴 밀어내기(chest thrust)를 시행한다.
- 뒤에서 양팔을 환자의 겨드랑이 사이로 넣어 가슴을 감싼다.
- 주먹의 엄지손가락 면을 가슴뼈 중앙에 대고 다른 손으로 감싸 쥔다.
- 빠르고 강한 동작으로 주먹 쥔 손으로 환자의 가슴을 강하게 뒤쪽으로 압박하는 가슴밀어내기를 한다.

환자가 작거나 구조자가 작아서 키 차이가 큰 경우

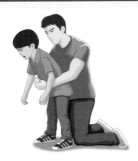

- 환자의 키가 작을 경우에는 구조자가 무릎을 꿇어서 키를 맞춘다.

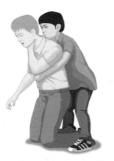

- 환자의 키가 더 클 경우에는 환자의 무릎을 꿇려서 키를 맞춘다.

❤️ 기도폐쇄 영아의 응급처치 방법

1세 미만 영아의 기도폐쇄는 단추, 동전, 구슬, 장난감 등의 이물질을 입에 넣었다가 삼키면서 발생하는 경우가 많다. 영아에서 기도폐쇄가 의심되는 경우에는 복강 안에 있는 장기 손상의 위험성이 크기 때문에 성인과 다르게 '등 두드리기와 가슴 밀어내기'가 권장된다.

1 등 두드리기 5회

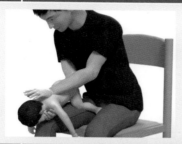

- 구조자의 한 손으로 영아의 아래턱을 단단히 받치고, 영아의 얼굴을 아래로 하여 구조자의 팔뚝에 가슴과 배를 대고 엎드린 자세를 취하게 한다.
- 영아의 머리를 몸통보다 낮추어 비스듬히 거꾸로 기울인 상태로, 다른 손바닥 손뒤꿈치로 등 가운데 양쪽 어깨뼈 사이를 5회 강하게 두드린다.

2 가슴 밀어내기 5회

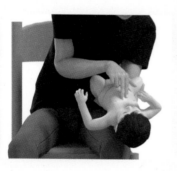

- 등 두드리기가 끝나면, 두드리던 손으로 영아의 뒤통수를 단단히 잡아서 뒤집어 영아의 얼굴을 위로하고 구조자의 팔뚝에 영아의 등을 대어 바로 누운 자세를 취하게 한다.
- 영아의 머리를 몸통보다 낮추어 비스듬히 기울인 상태로, 젖꼭지 사이 가슴뼈 중앙을 두 개의 손가락으로 5회 강하고 빠르게 압박한다.
- 이물질이 나오거나 영아의 호흡이 회복될 때까지 등 두드리기와 가슴 밀어내기를 5회씩 반복적으로 실시한다. 만약 영아가 의식을 잃으면 즉시 119에 신고한 후 심폐소생술을 실시한다.
- '등 두드리기와 가슴 밀어내기' 방법은 구조자가 서거나 앉은 자세에서 시행할 수 있다. 영아의 몸집이 너무 크거나 구조자의 손이 너무 작아서 충분히 영아의 몸무게를 지탱할 수 없는 경우에는 무릎을 꿇고 앉은 자세에서 영아를 무릎 위에 올려놓고 시행하는 것이 안전하다.

영아 기도폐쇄의 예방법

▶ 작은 조각으로 분해되기 쉬운 장난감을 주지 않는다.

▶ 음식물을 너무 빨리 먹지 않도록 한다.

▶ 음식물을 먹을 때는 의자에 앉아서 먹도록 한다.

▶ 영아가 씹기 쉽도록 음식물을 조그맣게 잘라서 준다.

▶ 영아의 손이 닿는 곳에 단추, 동전, 구슬 등과 같은 작은 물체를 두지 않는다.

▶ 땅콩, 포도, 방울토마토, 팝콘과 같이 삼키기 쉬운 음식물을 영아에게 주지 않는다.

감염병 의심환자에서 심폐소생술 고려사항

심폐소생술을 시행할 때는 환자와 구조자가 접촉하게 되므로 감염전파의 가능성이 있다. 심폐소생술과 관련되어 구조자가 사스, 메르스, 중증열성혈소판감소증후군 등에 감염된 사례가 보고되었다. 병원밖 심장정지의 경우에는 환자의 감염 여부를 정확히 알 수 없으므로 감염병 유행 시기(예: 코로나-19 바이러스 감염)에는 구조자가 감염의 우려 때문에 심폐소생술을 시행하는 것을 꺼릴 수 있다. 하지만 심폐소생술에 포함된 술기의 종류에 따라 감염전파의 위험도는 차이가 있으며 적절한 보호장구를 착용하는 등의 예방 조치를 시행한다면 감염에 대한 우려 없이 심장정지 환자의 생존을 보장할 수 있다.

일반인 구조자는 심폐소생술을 시작할 때 현장이 안전한지 확인하면서 감염 차단을 위해 보건용 마스크(가능한 KF94)를 착용하여야 한다. 이를 위해 감염병 유행 시기에는 항상 마스크를 착용하거나 여분의 마스크를 지참하는 것을 권장한다. 반응과 호흡을 확인할 때는 환자의 기도를 여는 조작을 하거나 얼굴을 환자의 얼굴에 가까이 가져가지 않도록 한다. 호흡을 확인하여 호흡이 없거나 정상이 아닌 경우에는 가슴압박을 시작하기 전에 환자의 호흡기에서 배출될 수 있는 분비물을 차단하기 위해 환자에게 마스크를 착용시키거나 코와 입을 천이나 수건 등으로 덮을 것을 권장한다.

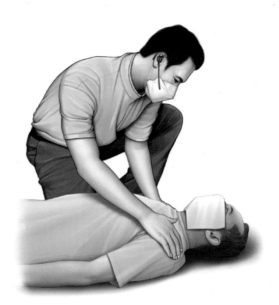

그림 14. **감염병이 의심되는 환자의 얼굴 가리기**

일반인의 경우 감염 위험을 줄이기 위해 인공호흡 없이 가슴압박만 시행하며, 자동심장충격기를 활용하는 경우에는 감염전파에 유의하면서 적극적으로 시행할 것을 권장한다. 심폐소생술을 마친 후 구조자는 감염관리 예방수칙에 따라 가능한 한 빨리 비누와 물로 손을 깨끗이 씻거나 알코올로 만들어진 손 소독제로 손을 소독하여야 하며 옷을 갈아입을 것을 권장한다. 또한, 필요시에 지역 보건소에 연락하여 감염 관리 지침에 따른다.

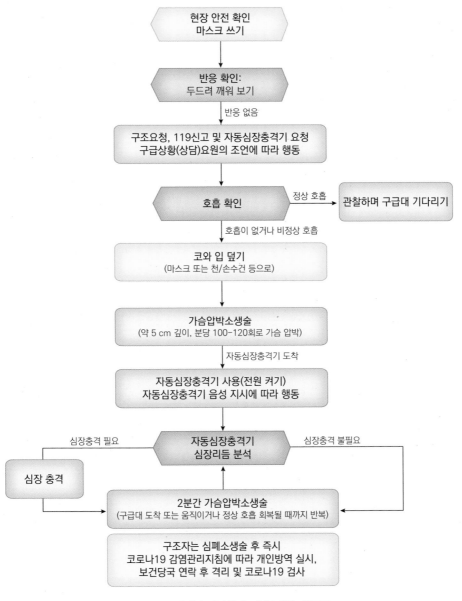

현장 안전 확인
마스크 쓰기

반응 확인:
두드려 깨워 보기

반응 없음

구조요청, 119신고 및 자동심장충격기 요청
구급상황(상담)요원의 조언에 따라 행동

호흡 확인 → 정상 호흡 → 관찰하며 구급대 기다리기

호흡이 없거나 비정상 호흡

코와 입 덮기
(마스크 또는 천/손수건 등으로)

가슴압박소생술
(약 5 cm 깊이, 분당 100-120회로 가슴 압박)

자동심장충격기 도착

자동심장충격기 사용(전원 켜기)
자동심장충격기 음성 지시에 따라 행동

자동심장충격기
심장리듬 분석

심장충격 필요   심장충격 불필요

심장 충격

2분간 가슴압박소생술
(구급대 도착 또는 움직이거나 정상 호흡 회복될 때까지 반복)

구조자는 심폐소생술 후 즉시
코로나19 감염관리지침에 따라 개인방역 실시,
보건당국 연락 후 격리 및 코로나19 검사

그림 15. **감염병 의심환자 기본소생술 흐름도**

익수 환자의
심폐소생술 고려상황

익수는 전 세계적으로 비의도적 손상으로 인한 사망의 세 번째 주요 원인으로 연간 36만 명 이상이 사망한다. 익수 시, 빠르게 혈액 속 산소가 부족해지는 현상으로 인하여 심장정지가 발생하기 때문에 익수 피해자를 발견하였을 때 심장정지를 막기 위하여 빠른 처치가 필요하다. 목격자가 익수현장에서 바로 소생술을 시행하는 것은 환자의 소생률을 높일 수 있지만, 구조자의 위험과 필요한 자원을 함께 고려해야 하는 일이다. 익수로 인한 심장정지 환자를 발견하였을 때 안전에 문제가 없다면 목격자가 즉시 표준심폐소생술을 시행하는 것이 좋다. 만약 목격자가 충분히 훈련(수상인명구조요원)되어 있고 구조 호흡을 하는데 거부감이 없다면, 가슴압박과 동시에 인공호흡을 포함한 표준심폐소생술을 권고한다. 또한 일부 환자에게서는 심장부정맥에 의한 경우도 있으므로 자동심장충격기를 사용할 수 있다.

인공호흡용 보호비닐과 포켓 마스크 사용법

간편하게 휴대할 수 있는 인공호흡용 보호비닐과 포켓 마스크는 인공호흡을 시행할 때 환자와의 직접적인 입 접촉 및 호흡공기 접촉을 차단해주기 위한 목적으로 구조자 보호장비로 많이 사용되고 있다. 인공호흡으로 인한 질병의 전염 확률이 매우 낮다고 하지만, 하루에도 몇 번씩 인공호흡을 시행해야 하는 직업을 가진 구조자에게는 이런 보호장비의 사용이 권장되고 있다.

보호비닐 사용법

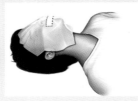 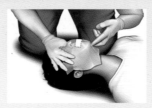 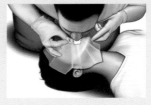

① 보호비닐의 필터 부분을 환자의 입 위치에 맞춘다.

② 보호비닐 위로 머리를 기울이고 턱을 들어 올려 기도를 연다.

③ 코를 막고 입을 크게 벌려 완전히 밀착한 뒤에 환자의 가슴이 올라오도록 1초간 숨을 불어 넣고 코를 막은 손과 입을 뗀다.

포켓 마스크 사용법

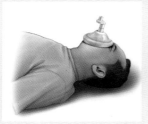 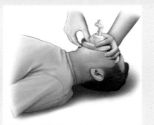 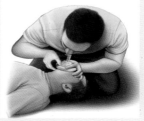

① 환자의 입과 코를 덮도록 마스크를 위치시킨다.

② 양손을 이용해 공기가 새지 않도록 마스크를 얼굴에 완전히 밀착한 뒤에 머리를 기울이고 턱을 들어 올려 기도를 연다.

③ 환자의 가슴이 올라오도록 1초간 숨을 불어 넣은 후 입을 뗀다.

심폐소생술
술기시험 평가지

대한심폐소생협회는 효과적인 심폐소생술 교육을 위해 다음의 술기시험 평가지를 사용하여 성인/소아 심폐소생술, 자동심장충격기 사용방법, 그리고 영아 심폐소생술에 대한 술기시험을 실시하고 있다.

성인 심폐소생술 및 자동심장충격기 술기평가지

평가 날짜: _____ 년   월   일   교육생 이름: _____

단계	단계별 핵심 수행 술기	☑ 바르게 수행
※	현장 안전 확인	
1	반응 확인	
2	119 신고 및 자동심장충격기 요청	
3	호흡상태 확인	
4	가슴압박 30회 시행 (가슴뼈 아래쪽 절반부위, 15-18초 동안, 약 5 cm 깊이, 완전히 이완)	
5	기도를 열고 인공호흡 2회 시행 (머리기울임-턱들어올리기, 가슴이 올라올 정도, 10초 이내)	
6	가슴압박 30회 시행 (가슴뼈 아래쪽 절반부위, 15-18초 동안, 약 5 cm 깊이, 완전히 이완)	
7	기도를 열고 인공호흡 2회 시행 (머리기울임-턱들어올리기, 가슴이 올라올 정도, 10초 이내)	
8	가슴압박 30회 시행 (가슴뼈 아래쪽 절반부위, 15-18초 동안, 약 5 cm 깊이, 완전히 이완)	
9	기도를 열고 인공호흡 2회 시행 (머리기울임-턱들어올리기, 가슴이 올라올 정도, 10초 이내)	
10	두 번째 교육생에게 가슴압박 요청 (자동심장충격기 적용 중에 지속적인 가슴압박 요청)	
11	자동심장충격기의 전원을 켬	
12	두 개의 패드를 정확한 위치에 부착 (오른쪽 빗장뼈 아래, 왼쪽 젖꼭지 아래 중간겨드랑이선)	
13	심장리듬 분석을 위해 손을 떼도록 지시 (말과 동작을 모두 사용하여 시행)	
14	분석 종료 직후 지속적인 가슴압박 요청	
15	심장충격 시행 직전 손을 떼도록 지시 (말과 동작을 모두 사용하여 시행)	
16	심장충격 시행 직후 즉시 가슴압박 다시 시작	

평가 결과: 합격 / 재교육   강사 이름/서명: _____

영아 심폐소생술 술기평가지

평가 날짜: _____ 년 _____ 월 _____ 일   교육생 이름: _____

단계	단계별 핵심 수행 술기	☑ 바르게 수행
※	현장 안전 확인	
1	반응 확인	
2	119 신고 및 자동심장충격기 요청	
3	호흡상태 확인	
4	가슴압박 30회 시행 (젖꼭지 연결선 바로 아래의 가슴뼈를 두 손가락으로 압박, 15-18초 동안, 4 cm 깊이, 완전히 이완)	
5	기도를 열고 인공호흡 2회 시행 (머리기울임-턱들어올리기, 가슴이 올라올 정도, 10초 이내)	
6	가슴압박 30회 시행 (젖꼭지 연결선 바로 아래의 가슴뼈를 두 손가락으로 압박, 15-18초 동안, 4 cm 깊이, 완전히 이완)	
7	기도를 열고 인공호흡 2회 시행 (머리기울임-턱들어올리기, 가슴이 올라올 정도, 10초 이내)	
8	가슴압박 30회 시행 (젖꼭지 연결선 바로 아래의 가슴뼈를 두 손가락으로 압박, 15-18초 동안, 4 cm 깊이, 완전히 이완	
9	기도를 열고 인공호흡 2회 시행 (머리기울임-턱들어올리기, 가슴이 올라올 정도, 10초 이내)	

평가 결과: 합격 / 재교육   강사 이름/서명: _____